伝説の元レンジャーが教える

最強メンタルの鍛え方

大畑慶高
Yoshitaka Ohhata

BYAKUYA
BIZ BOOKS

はじめに

もしも現実世界に〝セーブ・ポイント〟があったら？

「上司に怒られたり、過度なストレスを感じると落ち込んで、行動できなくなる」
「優秀な同僚を見ると劣等感がすごくて、『どうせ、自分には無理だ』と落ち込む」

もしも、あなたがこのような悩みを抱えて日々を過ごしているとしたら、もう少し読み進めてみてください。本書は、あなたのような人が抱えている悩みを解決するために書かれた本だからです。

冒頭のような悩みを抱えている人が、日本のビジネス界にはたくさんいます。
特に30代に入って、ある程度仕事に慣れてきたり、バリバリ働くようになった頃に同期の社員を見て明らかな自分との差を見せつけられたとき、仕事でうまくいかないことがあったときや、上司から理不尽に責められたとき。

そんなときに、人間は誰しも同じような悩みが頭を支配し、たとえばそれで胃が痛くなったり、心を病んでしまったりして、最悪の場合は鬱になってしまうのです。

でも、もしあなたにすごい回復力が備わっていたとしたらどうでしょう?

『ドラゴンボール』で言う仙豆(超回復食)、『ドラゴンクエスト』で言うベホマ(全回復魔法)や、死んでも前回からやり直せる復活の呪文(パスワード)があったとしたら、あなたはきっと社会という荒波の中でも負けずに生きていけると思います。

「いやいや、そんなのは漫画やゲームの話で、現実世界には存在しないから」

そんな風に思うかもしれません。

ですが、はっきり言います。それは間違いです。**この現実世界にも、マンガやゲームのような〝セーブ・ポイント〟が存在しています。**

それを私は「超回復力」と呼んでいます。本書は、あなたが超回復力を身につけ、社会の中で何度でも立ち上がれる〝戦士〟になるための方法をお伝えする本です。

サイヤ人の「超回復力」は誰でも身につけられる

申し遅れました。こんにちは、大畑慶高と申します。

私はワールドジャパン株式会社の代表取締役としてエステティック・サロンを経営しながら、エステ機器の販売やサロン経営のコンサルティングを行っています。

ほかにも、ちょっと特殊な経歴として元・陸上自衛隊レンジャー部隊の隊員として陸曹だった経験を持ち、さらに過去に4回の空手チャンピオンになった経験から、総合格闘技　空手道禅道会の支部長として現在も神奈川県横浜市で空手道場を運営し、NPO法人日本武道総合格闘技連盟の副理事長として日本と世界の子どもたちの教育も行っています。

元レンジャー隊員であり、ゴリゴリの武道家（武術家）の私がエステサロンの経営をしていると言うと、なんともちぐはぐな印象を受けるかもしれません。

ですが、私がこれまでうまくやってこられたのは、またビジネスマンとしてもある程度の成功を収められた背景には、レンジャーや空手家の経験が確実に生きています。
その1つが、本書でお伝えする超回復力です。

鳥山明氏の超名作漫画『ドラゴンボール』の主人公・孫悟空は、物語中盤で実は「サイヤ人」という異星人だったことが明かされました。きっと本書の読者の多くは、孫悟空といえば、『西遊記』よりも『ドラゴンボール』が先に思い浮かぶと思います。

サイヤ人は戦闘民族で、致命的ダメージを受けてから回復すると前よりもさらにパワーアップする、という特性を持っています。さらに、怒りの力で限界突破すると「スーパーサイヤ人」という無類の強さを誇る金髪の超戦士に覚醒します。

本書でお伝えする超回復力は、まさにサイヤ人に備わっている「前よりもパワーアップする力」のことです。

私はこの超回復力を持っていたからこそ、レンジャー隊員として結果を残せ、さらに空手家として日本チャンピオンに4回もなり、さらにビジネスでもある程度の成功を収めることができました。

ですがこれは、私が特別だったから身につけられたのではありません。

もちろん、それなりのトレーニングや勉強はしました。ですが、基本的に私は未熟児で生まれ、小・中学生の頃は弱いくせに喧嘩ばかりをして9割負ける、言ってみれば「超人血清を打ってキャプテン・アメリカに生まれ変わる前のスティーブ・ロジャース」のような子どもでした。

つまり、**超回復力は後天的に身につけたもの**なのです。

ですから、あなたでも大丈夫。本書を読めば超回復力を身につけることができます。

それをわかりやすく体系化してお伝えしますので、あなたにもサイヤ人になってもらいたいと思います。

超回復力を手に入れるための4つのメソッド

ここで1つ、質問をさせてください。

あなたは筋トレをしますか？　もしするとしたら、どれくらいの頻度ですか？

もしも、この質問に「筋トレなんかしない」と答えた方がいたら、それはそれで大丈夫です。本書でお伝えするメソッドの中には軽い運動をするものもありますので、そこから始めてもらえればいいからです。

逆に、「それなりに筋トレをしている」と答えた方や「毎日やっている」と答えた方がいたら、少しここで注意点をお伝えしておかなければいけません。

筋トレをしたら必ず次の日は休みを取ってもらいたいのです。

筋肉は傷めつけることで強くなります。専門的な説明は避けますが、筋肉が前よりも強くなるためには、必ず「休息」が必要になるのです。

それが1日の休みです。たとえば、1週間で6日間やったら、1日は休む。

もしも、**休息を怠って筋トレを続けてしまうと、筋肉にかかる負担が抜けないまま蓄積し、最終的に肉離れ（筋肉断裂）になってしまいます。**これでは筋肉はつきません。それまでの努力がムダになってしまいます。

これと同じように、心も負荷がかかりすぎると壊れてしまいます。

ですから、超回復力によって、たとえば週末で復活して月曜日からまた会社に行けるような強さを手に入れなければいけません。一度壊れてしまった心を元に戻すのは、かなりの時間と手間がかかってしまうからです。

ここまで読んでみて、もしかしたら本書は超回復力を身につけるための筋トレ本だと思われたかもしれませんが、そうではありません。

本書はあくまでも「メンタル・トレーニングの本」です。

単にメンタルを強くするための考え方をお伝えするだけではなく、実践トレーニングをセットにして、総合的に超回復力を手に入れてもらうための方法をお伝えしています。

本書は全体で2部構成（パートⅠとパートⅡ）に分かれています。

パートⅠでは「超回復力とは何か？」「それを手に入れるためには何が必要か？」について、私自身のなかなか個性的な経歴と極端な人生観をベースに解説しています。

パートⅡではその情報を踏まえた上で、超回復力を身につけるための4つの実践トレーニングを写真で詳細に解説しています。なぜ、この4つのトレーニングなのかについては、この先の本文内で超回復力の具体的な解説とともに1つずつ説明していきますので、楽しみにしておいてください。

ここまで読んでくださった方のために先に答えをチラ見せしてしまうと、超回復力を身につけるために必要なものは「戦士のマインド」「自己肯定感のアップ」「他者との関係性（感謝の心）」です。

そして、それを具体的に実践に落とし込んだのが次の4つです。

・火の呼吸：戦士のマインド
・無双拝：他者との関係性（感謝の心）
・武道トレーニング：自己肯定感のアップ
・禅瞑想：戦士のマインド

この**4つの実践トレーニングを1日5分からでいいので始めることで、今日からでもあなたは超回復力を身につけて強いメンタルを手に入れ、さらに肉体も強くなって、「社会」という〝戦場〟を生き抜くことができる戦士になることができます。**

本書でお伝えする超回復力とは、言ってみれば「前よりも強くなる力」であり、身につけることであなたの視座が高くなります。

たとえるなら、ＲＰＧでレベル３で苦労していたモンスターが、レベル15になったら楽勝で倒せるようになるみたいに、視座が上がることでこれまであなたを支配していた悩みが悩みでなくなってしまいます。

「なんであんなことで悩んでいたんだろう？」「今になると、当時の悩みなんて大したことないな」と、かつての悩みをピンッと弾き飛ばすことができるメンタルを手に入れることができるのです。

人間は悩むことからは逃れられません。ですが、悩み続ける時間が長ければ長いほど、人生の時間を「悩むこと」に浪費してしまうことになります。当然ですが、それでは人生の幸福感は少なくなってしまうでしょう。

私は、そんな人を１人でも減らしたくて本書を執筆しました。

人は独りでは生きられません。必ず「他者」という存在を介してしか自分を確立することはできないのです。

他者なき自己はただの自己満足。だからこそ、他者と渡り合える自分になり、傷ついても復活できるあなた自身を手に入れる必要があるのです。

そのための考え方ややり方を、次から１つずつお伝えしていきましょう。

CONTENTS

第2章 空手チャンピオンになってわかった「自己肯定感」の大切さ

第3章 社会で戦うときに必要な「他者との関係性」

パートⅡ 最強メンタル＝超回復力を身につけよう

第4章 超回復力を身につける（理論編）

第5章
超回復力が身につく4つのトレーニング（実践編）

パートI　最強メンタル＝超回復力とは何か？

レンジャー隊員に学ぶ「戦士のマインド」

第1章

「最も厳しいところから這い上がる」の精神

1995年4月。私は地元・静岡県の工業高等専門学校（高専）を卒業し、陸上自衛隊に入隊しました。新隊員教育隊は神奈川県横須賀市にある武山駐屯地でした。

自衛隊には、いくつかの試験があります。私が現役だった頃と比べて今では昇進速度が変わっている部分もありますが、大卒、高校・高専卒、18歳以上など、受けられる試験が異なります。

高専を出ていた私には防衛大学を受験して幹部自衛官として進む道もありましたが、正直なところさっぱりでした。それならば、と私は最初から陸曹になれる試験をパスし、下士官（3曹）になることが約束された道を歩むことにしたのです。

入隊試験では「なぜ自衛隊に入りたいのか？」という面接官の質問に「日本の緑を守りたいからです」と大真面目に答えるくらい、本気で自衛官を目指していました。

それに、私には最初から目指していたものがありました。

「レンジャー部隊」です。

レンジャーは陸上自衛官の付加特技の1つで、「即応性を高めた精鋭部隊」の自衛隊員のことを言います。警察で言うならSWAT、米海軍で言うならネイビーシールズのような特殊部隊。約14万人の陸上自衛官の約8％しかいない、いわゆる「陸自のエリート隊員」のようなものだと考えてもらえればいいと思います。

養成の目的は「挺進《ていしん》行動（ゲリラコマンド）の能力を付与するため、天候・気象に関わらず、長距離かつ数昼夜に渡り諸種の悪条件を克服して任務達成すること」とされていて、所定の課程教育を修了し、レンジャー特技の付与を受けることで隊員になることができます。

後述しますが、レンジャーは陸自の厳しい訓練の中でも特に厳しく、なろうと思って簡単になれるような道ではありません。

レンジャーに挑戦することは自衛官にとって誇りであると同時にいばらの道であり、さらに挫折することはその後に地獄を味わうことになるのですが、弱冠20歳だった私は「一番厳しいところに行って這い上がる」と心に決めていたので、**最初からレン**

ジャー隊員になるつもりで陸自に入隊したのです。

入隊1年目。最初の半年間は新兵としての基礎教練を受け、後半の半年間は部隊に所属。2年目のときにレンジャー試験を受けるチャンスが巡ってきました。

通常であれば初年兵である自衛隊員にレンジャーを受けさせてもらえたりはしません。ですが私の場合、いずれ陸曹になることが決まっていたこと、さらに初年度に連隊長賞ももらっていたので課程教育を受けさせてもらうことができました。

陸自には、師団それぞれにレンジャー部隊があります。その中でも当時、「3大レンジャー」と呼ばれていたのが、「空挺レンジャー」「冬季山岳レンジャー」「アルペンレンジャー」でした。

陸自のエリート部隊の中にも、さらに〝格〟が存在するのです。たとえるなら、東京大学の理Ⅲ（理科3類。主に医学部に進学する）のようなものだと思ってもらえればいいでしょう。

最も厳しいところに身を置いて這い上がろうとしていた私は、3大レンジャーの中からアルペンレンジャーを選びました。今はなき、長野県松本市にあった第13普通科連隊の山岳レンジャーです。

3カ月で候補者の2分の1が挫折する狭き門

レンジャー訓練は前期・後期の3カ月に渡ります。前期が基礎訓練で、後期が行動訓練。その短い期間で味方からの支援や補給がない過酷な環境でも任務を遂行できる力を叩きこまれます。

この3カ月間の訓練はとにかく厳しく、精強・精鋭を目指して、強靭な肉体とどんな状況下でも冷静な判断ができる精神力を養うために極限状態にまで追い込まれます。候補生の返事は「レンジャー！」のみ。教官から許可がないかぎり、YESでもNOでもほかの返事や発言は許されません。

本書は陸自の解説本ではないのでくわしい訓練内容は割愛しますが、前期訓練では、早朝の乾布摩擦から始まって、腕立て伏せや腹筋・背筋、ライフルを保持した状態で

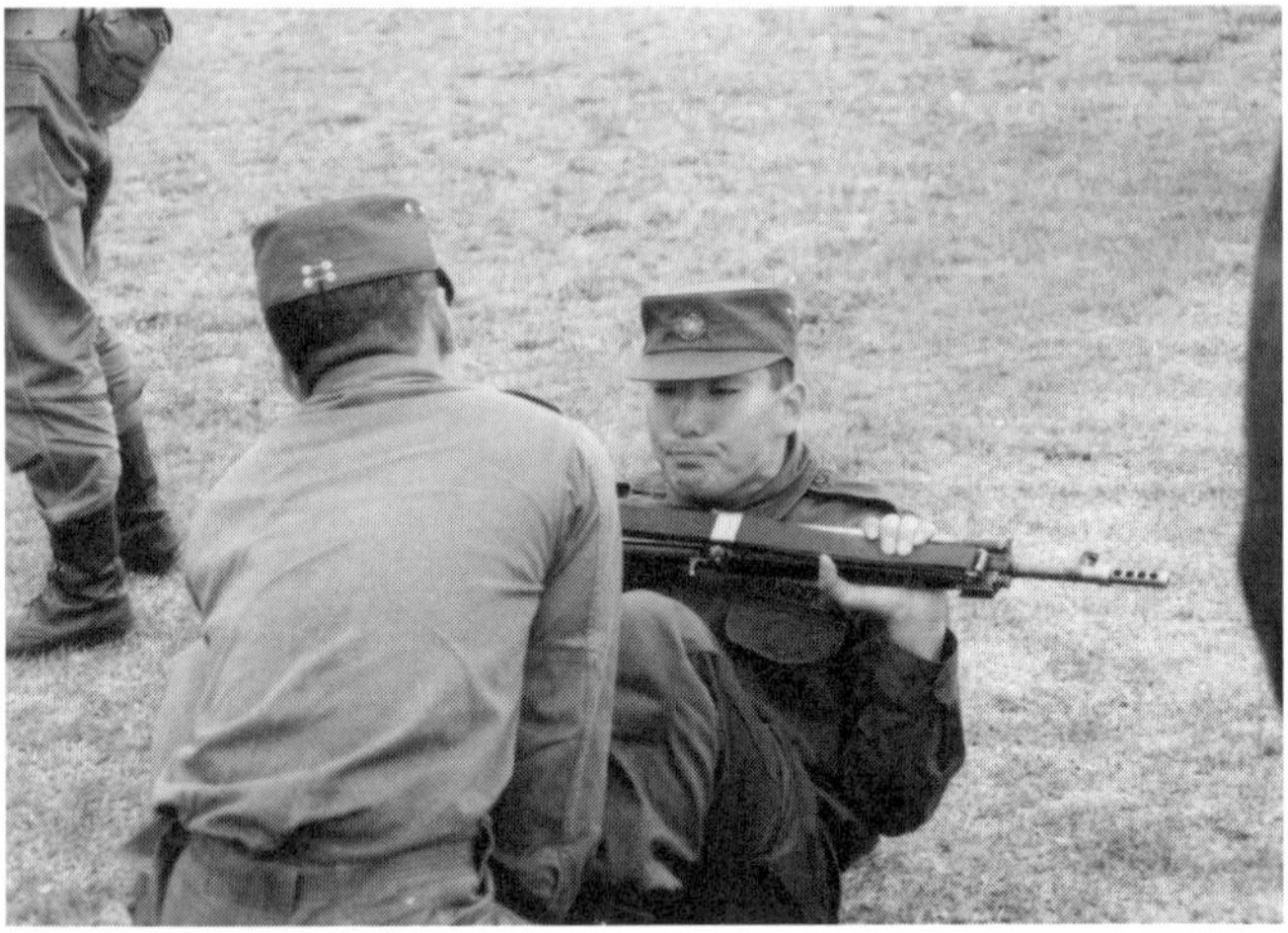

のスクワット、懸垂などの体力向上運動や、30センチ程度のワイヤーの下を匍匐前進したり、ザイル橋（ロープで渡した橋）で数十メートルの谷や建物の間を渡った格闘訓練などの基礎的な訓練を行います。
さらに、ザイルの結び方やダイナマイトの爆発の仕方や火薬の知識の勉強の座学もあります。
夜中は夜中で、寝ていると「ピッ」と笛が鳴り、すると候補生たちは瞬時に目覚めて戦闘服と背嚢《はいのう》を整え、集合しなければいけません。目標時間は5分以内。きっちり時間が計られていて、非常呼集は一晩で2～3度に渡ることもあります。
基本的な訓練は朝5時から夜24時ごろに

まで及ぶだけでなく、夜中の非常呼集も含めると、それこそ24時間体制で訓練が行われます。

体力向上運動の腕立て伏せなどをするにしても、回数ではなく〝時間〟で行います。回数を数えていても、途中で教官から「やり直し！」と言われるとまた1からのスタートになるので、結果的に腕立て伏せを2時間、スクワットを30分間という単位でやることになるのです。

訓練中も教官から「おい、どうした！」「やる気がないならやめろ！」などの怒号が飛びます。弱音を吐いたら「情けない声を出すんじゃない！」と怒鳴られます。真剣にやっていないと「税金をムダにするな」と檄《げき》が飛びます。官舎には「愚痴と悲鳴を止めよ」と書かれた額縁が飾ってあったりします。

発破をかけて気合いを入れさせているのもありますが、そこで「なにクソ」と思わず挫折してしまう根性のない候補生をふるいにかけ、本当に仲間になってほしい隊員だけを残すのです。そうやって間引かれ、前期訓練を通れた者だけが、さらに厳しい後期訓練に進めます。

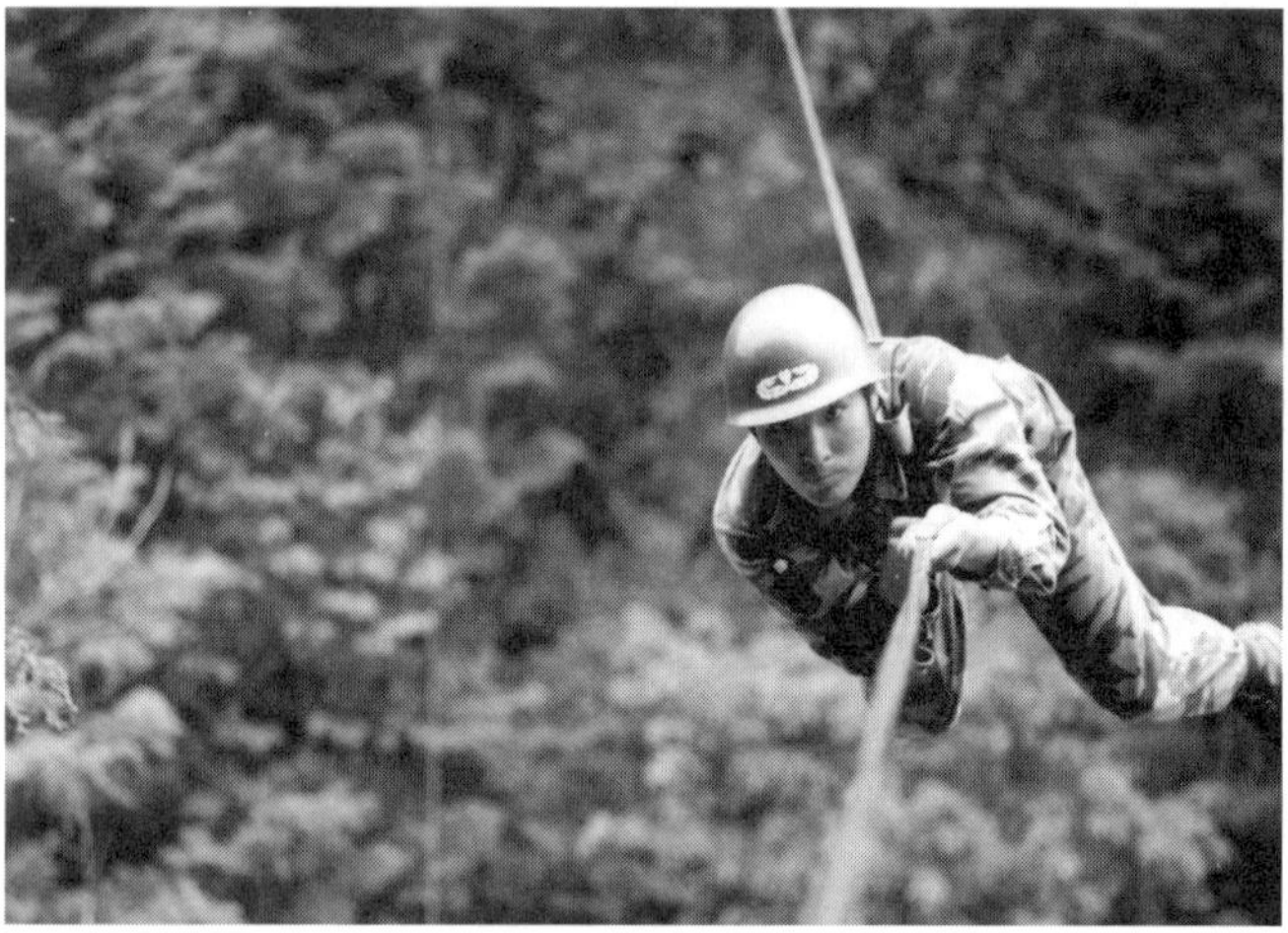

後期訓練になると「想定」と呼ばれる実地訓練が行われます。

これはたとえるなら、自動車教習場の路上教習のようなものです。

前期の基礎訓練が教習所内での訓練で、仮免をパスできた人だけが路上教習に進めますが、それと同じように、前期で生き残った候補生だけに、後期で実際の有事を想定した訓練が行われます。

ここまでに培ってきた知識と技術を駆使して、生き残ってきた隊員同士がこの先に1人の落後者も出さないよう互いに助け合いながら、一致団結して訓練に挑むのです。

はっきり言って、ビジネスの現場で行わ

れている根性論なんて裸足で逃げ出すレベルの〝超・根性論〟の世界だったと思います。私が挑んだアルペンレンジャーでは45人が訓練に参加していましたが、徽章《きしょう》授賞式で残ったのは17～18人でした。

私はその中の1人として22歳でレンジャー隊員になりましたが、レンジャー部隊という陸自のエリート中のエリート隊員を育て上げ、有事の際には日本のために命を懸け、国土と国民を守れる隊員にするためには、このような訓練や選別は必要だったのだと思います。

今はもう存在しない「伝説のアルペンレンジャー」たち

さて、先述の通り、陸自にはレンジャーというエリート部隊があり、さらにレンジャーの中にも3大レンジャーと言われる〝格〟があります。同じレンジャー隊員同士でも、3大レンジャーに行っていると、それだけでリスペクトされます。

現在では、それらは形式を変えていますが、私が所属していた「アルペンレンジャー」

はもう存在していません。第12師団の改変による旅団化で教育隊が解散したため、アルペンレンジャー課程は行われていないのです。

アルペンレンジャーは38期までありました。トータルで5～600人のアルペンレンジャー隊員がいる計算になります。

現在のところ、アルペンレンジャー課程が復活する情報は耳に入ってきていませんし、YouTubeでもなかなか動画が出てこないので（空挺レンジャーなどはあります）、そういう意味では私も含め、**アルペンレンジャーの隊員たちは「伝説のレンジャー」**と言えるかもしれません。

一方で、伝説になってしまったのは希望者の減少も背景にあるのかもしれません。

特にアルペンレンジャーは訓練が厳しく、生き残る候補生も半分ほど。私が挑戦したときは2～3年に1回と言う頻度で開催されているくらいでした。

また訓練での間引きも厳しく、後期訓練に耐えられそうにない候補生は徹底的にスクリーニングされました。3000メートル級の山中を行軍するので、本当に精鋭中の精鋭しか残せないのです。

その厳しさの一例をご紹介しましょう。

後期訓練では、実際の戦闘を想定した想定訓練が行われますが、想定には第1～7（最終）まであり、いつ行われるかわかりません。また、ほかのレンジャー部隊や時代によっては第0想定があったりもするようです。

さらに言うと、前期から後期に入ったことすら、候補生には知らされませんし、レンジャー過程そのものが厳密に何月何日に終わるのかも知らされません。

先述の夜間の非常呼集で、いつも通りだと集合したら戻ってまた休めるのですが、時に「これより、第○想定を開始する」となり、候補生たちはそのままトラックに乗せられて山の中へ連れていかれ、途中で「輸送車両が故障した」という想定で降ろされ、そこから山中行軍を行うのです。

想定は1から7になるにつれて日程が増えていきます。訓練内容も「橋を爆破する」「人質を救出する」「敵レーダー施設をゲリラ戦術で無力化する」など、難度が高まっていきます。

第1想定だったと思いますが、最初に水と食糧を取り上げられ、1日間の山中行軍をしたことがありました。実際のゲリラ戦では食糧が豊富にあったりはしないので、必然的に起こる空腹と脱水症状を最初の段階で体験させるのです。

ほかにも、ほかのレンジャー訓練では1000メートル級の山を行軍するところを、アルペンレンジャーではアルプスの3000メートル級の山々（北岳や穂高など）を登りました。

山道を行軍する際には40キロの背嚢（荷物の入ったバックパック）を担ぎます。中には食料のほか、ロケットランチャーや分解した迫撃砲などの武装、爆弾や弾薬、地雷、照明弾やスコップも詰められていました。

私の体重は60キロだったので、私の両膝は計100キロを支えることになり、急な斜面を登る訓練をくり返したこともあって、私の膝はガタガタになってしまいました。

私の記憶の範囲での話ですが、当時の私のエピソードを1つお話しします。

実際の想定では1週間、山中を飲まず食わずで100キロ行軍をする訓練もありました。先述の通り40キロの背嚢を背負って、敵施設を強襲する想定の訓練です。山梨

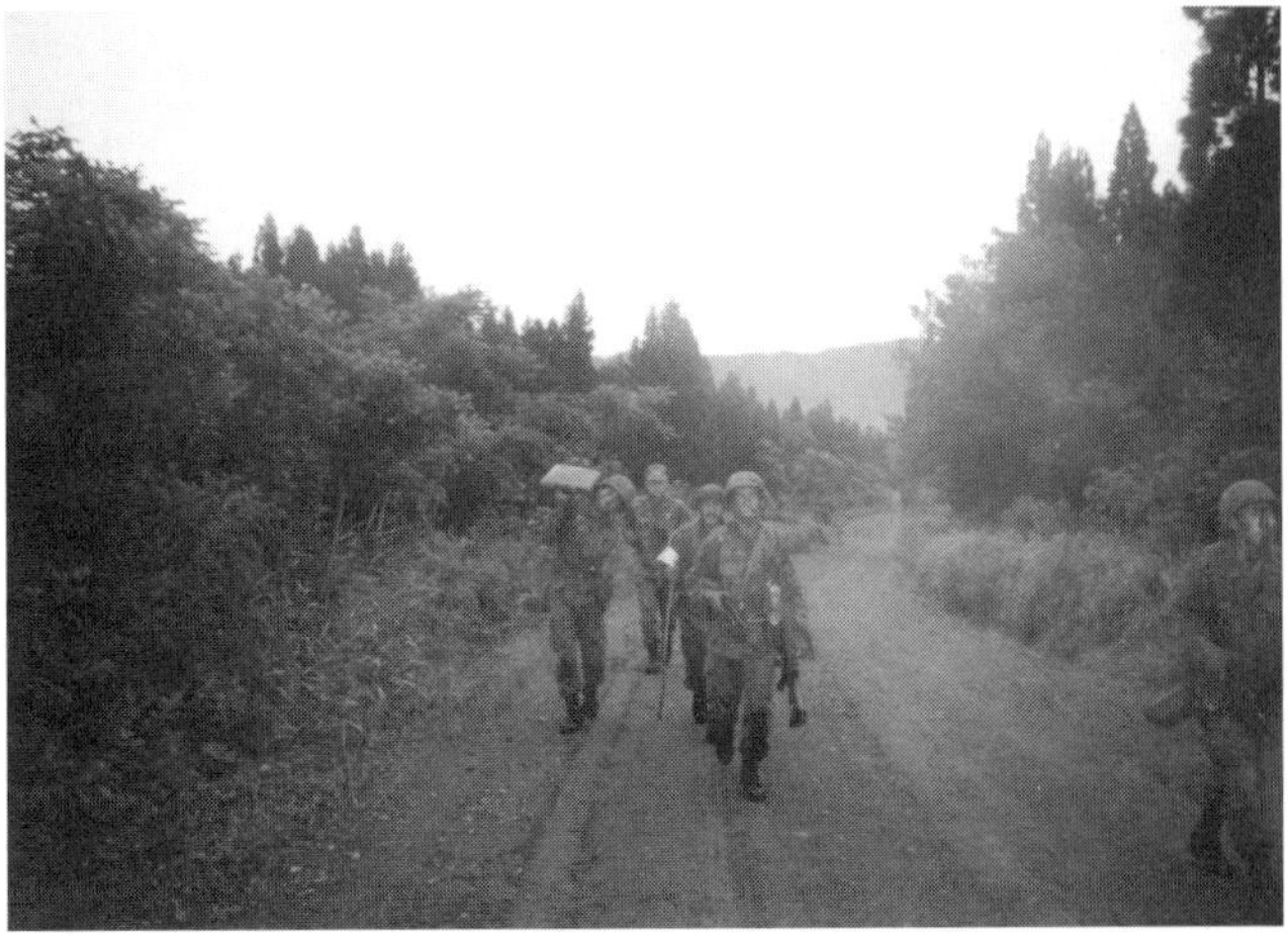

県の山中から静岡県の御殿場まで、富士の樹海を横断するようなルートで、敵施設を強襲し、作戦を遂行します。
　足場の悪い斜面を40キロの背嚢を背負い、さらに敵に気づかれないために細心の注意を払いながら、それでも規定時間に間に合うように行軍をしなければいけません。
　とにかく足場の悪い斜面を登り、池があればゴムボートで渡ります。食事は1日1回。水も限られた量しかありません。睡眠時間は1日2～3時間。ほとんど休憩なく行軍します。休憩中も作戦を遂行するための打ち合わせがあるので仮眠はとれません。
　いくら強靭な肉体を持った自衛隊員とはいえ、体はすぐに疲れます。やがて筋肉や関節が痛くなり、背嚢の重さも手伝って一歩足を踏み出すことすらつらくなります。するど、人間はどうするか?

感覚を鈍くするのです。

1日目にあえて水を飲まないようにすると脱水症状になって神経が鈍り、痛みを感じなくなるのです。でも、だから歩けるのです。自分で自分に麻酔を打つ感覚です。

2日目からは死なないために舐める程度に水を口に含みます。急に水を飲むと神経が戻って痛みがぶり返すので、あえて死なない程度にとどめるのです。そうやって耐えながら、1週間の行軍を続けます。

そんな生活を続けているとどうなるか?

6日目には、私の体は骨と皮だけになりました。食事も水も睡眠もまともにとらずに動いていると、人間の体から失われていくのはタンパク質です。つまり、筋肉が減るのです。

1週間の訓練を終えたあとの私の体重は45キロになっていました。元々が60キロでしたから、たった1週間で15キロの減量に成功してしまったのです（もちろん、こんなダイエットはやってはいけません）。

レンジャー隊員は「超回復力」を持っている

さて、このように書いてみると、私がゴリゴリの愛国者で、超・根性論者で、本書もマッチョなメンタル・トレーニングの本のように思えたかもしれません。

もちろん、今でも私は天皇陛下から命令が下されれば命を張ってこの国を護るつもりですし、年に1回1週間、予備自衛官として駐屯地で訓練も行っていますし、本書でお伝えする自己トレーニング・メソッドも週6日やっています。

自分で言うのもなんですが、経営者でありながら、武術家としてかなりストイックな生活をしていると自負しています。

とは言っても、この精神や生活やトレーニングのすべてを読者であるあなたに強要するつもりはありません。「今から自衛隊に入れ」などと言うつもりもありません。

あなたが守るべきものは日本の国土や国民全体ではなく、あくまでその一単位であるあなた自身や、あなたの周囲の人々(パートナーや家族、友人など)だと思うからです。

そのためにあなた自身が強さを身につけ、社会の中で生き残り、結果を残し、幸せな人生を送ってもらいたいと思っています。

ただ、そのためにも着目してもらいたいのが、**レンジャー隊員が持っている「超回復力」**なのです。

陸自のエリート部隊なだけあって、レンジャーは過酷です。

先述の体力向上運動や、飲まず食わずで山の中を歩き続け敵（と想定された）施設へ侵入する訓練のほかにも、ザイル一本で岩山を上り下りしたり、十数キロのライフルを（いつでも銃撃できるように）つねに胸の前で抱えたまま山道を何十キロも歩き続けたり、雪山をピッケルを持って行軍したり、斥候《せっこう》（情報偵察）の方法を学んだり、人質救護の作戦をしたり、爆破の仕方を覚えて実際に爆破したり、ほかにも、食事時間が10分しかなかったり、山中では訓練用のヘビやニワトリを食糧にしたり（個人的に味はおいしかったです。笑）……これがレンジャー隊員の日常です。

ですが、それでも彼らは心を折ることなく、肉体を壊し切ることなく、自衛官として、レンジャー隊員として職務をまっとうしています。

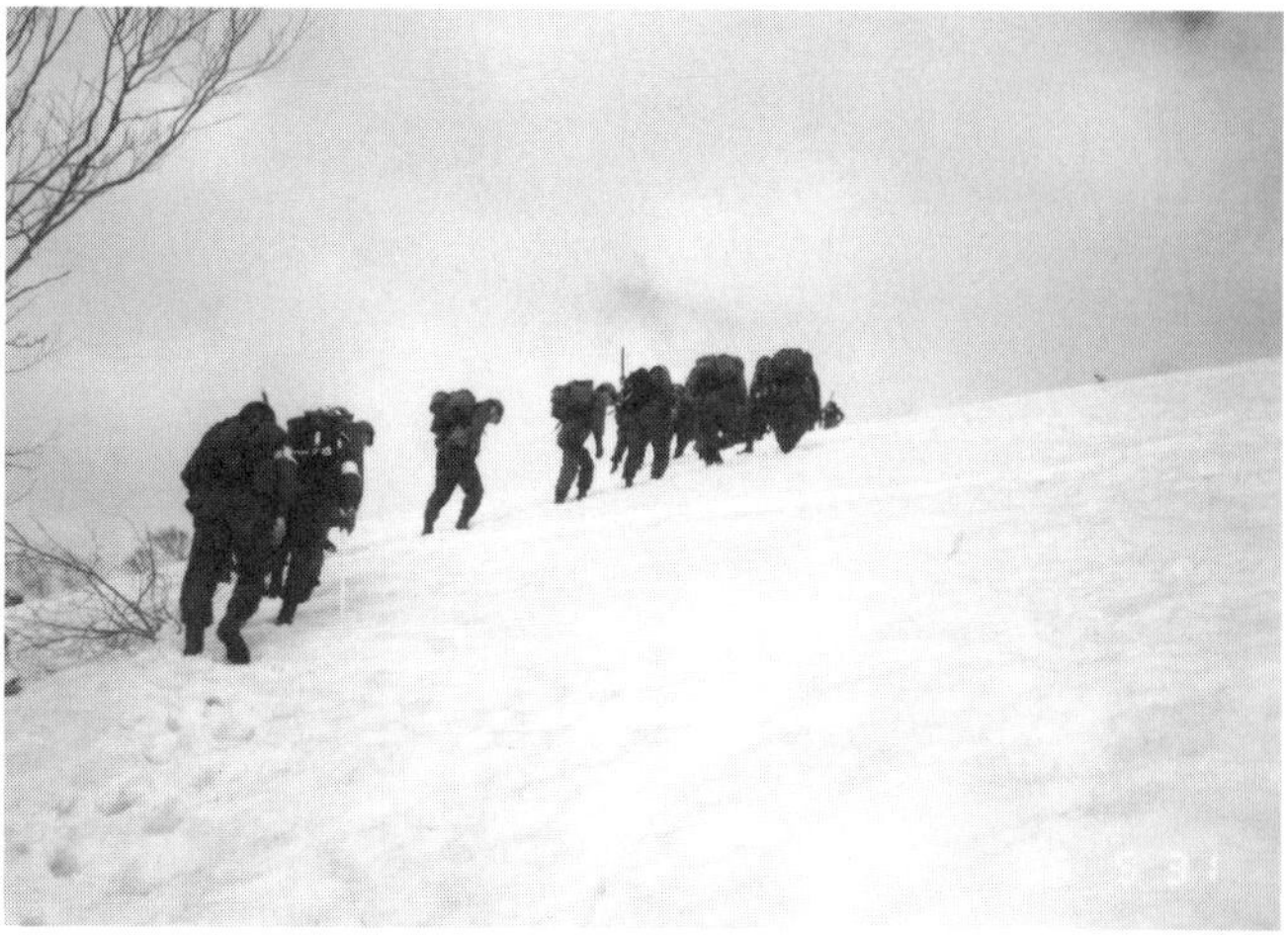

その根底に超回復力があるからです。訓練によって肉体を鍛えるのはもちろんのこと、精神も鍛えることによって**「昨日よりもパワーアップする力」**を自分のものにして、この国を護る礎として、陸自トップ8パーセントのエリートとして君臨していられるのです。

レンジャー隊員とレンジャー崩れを分けたもの

先述の通り、私がアルペンレンジャーに挑んだときは45人の候補生が志願し、最終的に残ったのは20名にも満たない数でした。

彼らはレンジャー隊員として普段は一般の部隊に所属しながら、招集がかかれば一堂に会してさまざまな想定の訓練を行います（現在では、独立した特殊部隊があるようですが、私の頃は違いました）。

では一方で、残念ながらレンジャーになることをあきらめてしまった同期たちはどうなったのか？

彼らは元の一般兵として部隊で活動をしていくことになります。

これを、当時の私たちは〝レンジャー崩れ〟と呼んでいました。要するに、レンジャーになれなかった負け組として、一般の自衛隊員よりも下の位置に見ていたのです。

通常のビジネスの世界であれば、何かに挑戦したことそのものに価値が置かれ、仮に挫折してしまっても「チャレンジした者」として拍手を送られるものだと思います。ですが、レンジャーに挑戦するくらいですから一般の自衛隊員よりもチャレンジャーだったにもかかわらず、**レンジャーになれなかったことは「不名誉なこと」として見られてしまう**のです。

逆に言うと、レンジャーはそういった多くの屍の上に立っていると言えるでしょう。

では、レンジャー隊員とレンジャー崩れを分けたものとは何か？

私が考えるに、それは「屈強な精神力を持っているかどうか」です。

自衛隊員それぞれの肉体には、それほどの大きな差はありません。既定の身長や肺活量、視覚や聴覚などの基準、隊務を支障なく遂行できる体力や疾患の有無などは、採用の際の身体検査できちんと合否を決められます。ですからたとえば、大人と子どものような圧倒的な差はないのです。

レンジャーの3カ月の訓練のメニューも決まっていて、決められたことを決められた要領でこなし、さらに全員が公平に食事や休息を与えられます。

レンジャーになれた隊員は、肉体と精神が限界を迎える中で、それでもあきらめなかった人たちです。言い換えるなら、**どれだけ追い込まれても「やります！」と答えられた人たち**なのです。

一方で、レンジャー崩れはそこで「もうできません」「やめます」と弱音を吐いたり、「自分はダメなやつだ」と責めてしまったり、言い訳がましい人、自分のことばかりで隊のことを考えられない人、逃げ出してしまった人、そもそも屈強な精神力を備えていなかった人たちです。

ここが〝分かれ目〟だったのです。

そして、そのような**「あきらめずに自分のマインドを短期間で回復させせられる屈強な精神力」を持っていた――つまり、超回復力を持っていた隊員だけがレンジャーになることができた**のです。

小学生の頃から私を支配していた「劣等感」

ここまででレンジャーの過酷さについては知ってもらえたと思います。

ではなぜ、私がそんな過酷な道を20歳にして最初から求めようとしたのか？

それは、私には強烈な「劣等感」があったからです。劣等感は、私の幼少期――それこそ小学生の頃からずっと私を支配していたもので、私のこれまでの人生の半分近くは、劣等感との闘いの日々だったと、今ふり返っても思います。

少し、私の生い立ち（これも特殊なのですが）についてお伝えしましょう。

私は1974年8月28日に静岡県で生を受けました。本書の冒頭では、私が未熟児だったことをお伝えしましたが、それ以外にも私は8歳のときから両親と離れて暮らしていました。

理由は、妹の病気でした。両親の間でどのような話し合いがあったのかは知りませんが、結果として両親が妹の看病に集中するため、私は藤枝市の父方の祖父のもとに預けられ、小学校、中学校と祖父の家から通うようになりました。

つまり、**私は「親の愛」や「家族」というものを8歳までしか知らない**のです。

8歳以降の私にとっての〝育ての親〟は祖父母でした。祖父は大正時代の生まれ。戦前の大日本帝国陸軍歩兵第34連隊（静岡）に所属していた元・軍人で、「大陸打通作戦」（戦局打開を目的に将兵50万人が参加した陸軍史上最大の作戦。正式名称は一号作戦。大東亜戦争中の1944年4月17日から12月10日にかけて、中国大陸で行われた。静岡34連隊は4102人が参加し、2025人が戦死）にも先陣として参加した質実剛健な人でした。

私が祖母の悪口を言おうものなら足払いをされて叱られたり、納屋に閉じ込められてお灸を据えられたり、という現在の子育てではDVと言われかねない育て方でした。

ただやさしい一面も持っていて、私は子守歌にいつも軍歌を聞かされて育ちました。

そんなちょっと特殊な生い立ちだった私ですが、小学生のときは強い劣等感に苛まれていました。言ってみれば、周囲の同級生とは明らかに育った環境が違うのです。

ちなみに**心理学では、劣等感は「価値がより少ない感覚」と言われます。つまり、自分と誰かを比較したときに「自分には相手より価値が少ない」と感じるから生じる感覚**です。

同級生たちはみんな両親と一緒に生活をし、愛情を注がれて育っています。

一方、私は両親と離れて暮らし、正月でも藤枝市に両親が会いに来ることはなく、祖父母がいるとは言っても、つねに孤独を抱えていました。そして、親子関係が不自然である環境は、同級生とのあきらかな違いによって〝主観的な劣等感〟になり、やがてコンプレックスになっていったのです。

そのようなコンプレックスを抱えていましたから、当時の私は同級生と喧嘩ばかりをしていました。

ですが、未熟児で生まれ、体も細く、背も低かった私は喧嘩に負けてばかりでした。それでも負けず嫌いな性格で、幸せそうな同級生を見ると「あんなものは嘘だ！」と思っていましたので、まるでそれを証明するかのように相手を打ち倒そうと、喧嘩をくり返していました。

幸福感の欠如が劣等感の原因だった

私の中に生まれた劣等感は、中学生になってからも変わりませんでした。

祖父母の家で暮らしながら、幸いなことに私は勉強がそれなりにできたこともあり、学年2番の成績を収めたり、その後の高校進学でも静岡県下で一番の国立の工業高等専門学校に進むことができました。

ここには祖父の教育の影響が強かったと思います。小学生の頃から、祖父からはつねに「一番になれ」と言われていました。祖父自身、「34連隊にいた頃、俺は半長靴（軍用のコンバットブーツ）の駆け足では一番だった」と言われていたこともあって、無意識にインストールされていたのかもしれません。

イケメンだったりスポーツができたりするのと同じく、勉強ができれば、それなりに学校クラスでの〝地位〟は確保できます。ですが、勉強ができたことは私の中の劣等感を軽くする助けにはなりませんでした。

なぜなら、やはり**私の劣等感の根底には「親子関係」があったからです。**当たり前に親が近くにいること、親から無条件に愛情を与えられていることの幸福感が欠如していた私にとって、劣等感は仕方のないことだったのだと思います。

私は現在、会社の経営以外に空手を通して強い子どもを育成したり、過去には〝心の傷〟を抱えたことをきっかけに不登校や引きこもりになった子どもたちの支援をする活動をしていた時期もありました。

世の中には、親と一緒に幼少期を過ごした「どこにでもある家庭の子ども」であっても、私のように劣等感を抱えて生きる子たちが少なからずいます。

その子たちに共通しているのは、親から愛情を注がれずに育った背景があることです。ネグレクト、家庭内暴力、親の自己愛の押し付けなど、そこにはさまざまな原因がありましたが、結果として彼らは不登校や引きこもりだけでなく、麻薬常習者になったり、罪を犯して少年院に入ることになったり、反社会的勢力と関係を持ったり……というカウンセリングが必要なレベルの状況にまで追い込まれていました。

究極を言えば、幸福感は自分の内側から自動発生するものでなくてはいけません。

ですが、その前にはまず誰かからシャワーを浴びるようにして幸福を受け取る必要があります。そうやって自分が幸福感に満たされることで、誰かにも分け与えられるようになるのです。

私自身、自衛隊に入隊するまでは幸福感の欠如によって劣等感に苛まれ、それをコントロールできず、結果として喧嘩をして自分の強さをアピールする日々でした。

今になって思えば、それは私が〝弱かった証拠〟だと思っています。もしも私が強ければ、喧嘩なんてしないからです。そんなことをしなくても強いから、喧嘩をする必要がないのです。

喧嘩で相手を打ち負かす強さは本当の強さではありません。

ですが、この当時はそんなことを知る由もありませんでした。

「我に七難八苦を与えたまえ」の精神で自衛隊へ

高専（高校）に入り、15歳から私は柔道を習い始めます。

劣等感が強く、負けず嫌いだった私は、祖父からの「一番になれ」の言葉もあって、文武ともに「日本一」を目指そうと県内では一番の高専に入り、武道でも一番を目指そうとしました。当時、静岡の田舎で過ごしていた私にとって世界＝日本だったので、そのトップといえば日本一だったのです。

祖父のいた藤枝市から学校のある沼津市へ引っ越し、学校から特例で認められた独り暮らしをしながら機械工学の学校で勉強をし、3年間ずっとまじめに武道のトレーニングを行い、しかし劣等感は消せないまま、私は徐々に道を踏み外すようになりました。

17歳になる頃には一般の会社に就職する気がなくなり、喧嘩をする相手が同級生や不良たちから、本職の反社会的勢力の人たちとも小競り合いをするようになっていきました。

「このまま行ったら、自分はヤクザになるしかない」

やがて、そんな危機感が湧いてくるようになりました。周囲からも「将来はヤクザになるんか警察官になるんか、どっちや?」と言われる始末で、自分の人生がいつの間にかどんどん悪い方向へと進んでいっている実感がありました。

二択しかない人生が目の前に立ちはだかったとき、私の前に現れたのは祖父の教育方針でした。

戦前の愛国と富国強兵の方針で、「なにクソ精神」をしっかりと植え付けられていた私は、自分の命を何のために使うのか、というときに「この国を護る」というところにたどり着きました。祖父の教育の影響で、当時の私は本気でアメリカ人と戦うことを考えていました。

アメリカと戦争をして勝ち、この日本を護る。「歴史の勉強をしてこなかったのか?」と思われそうですが、本気でそんなことを考えていたのです。

体の大きさや力の強さではとうてい勝てない日本人が、アメリカ人を打ち倒すためには「技」が必要。日本には武道という技がある。でも、武道だけで本当に戦争に勝てるかどうかは疑問でした。

アメリカ人に勝つためには本格的な戦闘術を身につけていないといけない。そして、当時のクズな自分がムダに命を浪費するより、何か価値あることのために使いたい。さらに、充実感があって幸福な楽しい人生を送りたい。

「それなら、日本一の兵隊になって日本のためにこの命を使おう」

こうして私は自衛隊への入隊を決めたのです。お国のために死ぬために、最初から陸自のエリートであるレンジャーになり、戦争になったときに（当時は本当にいつか戦争が起きると思っていました）この国のために役に立つ人間になろうと思いました。

そのためであれば、どんな艱難辛苦《かんなんしんく》も大歓迎。当時の私のテーマは「我に七難八苦を与えたまえ」でした。戦国武将・山中鹿介（山中幸盛）が苦難の道しかなかったときに一層の苦難を求めて神に祈ったとされる言葉です。

レンジャー経験でスーパーサイヤ人になれた

20歳から26歳までの6年間、私は陸上自衛隊に所属していました。

その後の話については次章以降でお伝えしていくとして、結局レンジャーとして超回復力を身につけた私は、その後、どう変わったのか？

これは読者であるあなたが本書で超回復力を身につけたあとに起きることにもつながっているとても大切なことです。

一言で言ってしまうと**「つらいのハードル」が極端に下がりました。**

3カ月のレンジャー訓練のあと、私は3年目、4年目と自衛隊員として勤務しながら陸曹になるための訓練を受けて3曹になり、次にレンジャー課程の助教（教官をサポートする役割の教官）としてレンジャー隊員を育成する側に回りました。

それらでは小隊を動かす訓練はもちろん、座学や実地での訓練を受けました。山中行軍もありました。ほかにも、一般の自衛隊員としての一般訓練も行われましたし、レンジャー隊員として部隊の演習（実際の有事の戦闘を想定した訓練）にも毎月のように参加していました。

そういった訓練の数々が、まったくつらいと感じなくなったのです。

これは肉体的に大きな変化があったわけではありません。肉体的には3カ月のレンジャー訓練で骨と皮だけになった体を戻すのにさらに3カ月かかりましたから、プラスマイナスゼロだと思っています。

ただ、メンタルに関してはレンジャー訓練を通して限界突破しました。言ってみれば、**心が〝スーパーサイヤ人〟になった**のです。RPGで言うと、**レベルが上がって、最初の頃は凶悪だったモンスターがただのザコ敵になった感覚**です。

もちろん、その背景には次の章でお伝えする「空手による自分自身の肉体的な鍛錬で強さを得た結果」であるとも思います。

ですが、肉体だけを鍛えたところでスーパーサイヤ人にはなれません。レンジャー候補生たちが誰しも強い肉体を持っていたのに全員がなれなかったように、レベルアップするためには心を鍛えることが重要なのです。

レンジャー訓練の最中、私も含めた候補生全員の心の中につねにあったのは「眠たい」「お腹が空いた」「早く想定を終えて帰りたい」でした。この**極限状態の中でしゃべる気力もなく、疲れ果てていても、それでもレンジャーになりたい一心で訓練を終え、レンジャー隊員になったあとに私を待っていたのは心の限界突破**でした。

それを読者のあなたでも今日から始められるメソッドにまで落とし込んだものは第5章でお伝えしますが、このときの経験によって「つらいのハードル」が極端に下がった私は、その後の人生の困難を乗り越えていくことができました。

あなたにもその超回復力を身につけてもらいたいと思っています。

レンジャー隊員に学ぶ「戦士のマインド」

さて、ここまでレンジャーがいかに過酷か、そして私がなぜレンジャーを目指したか、レンジャーになって私はどうなったか、ということについてお伝えしてきました。ただ、私はレンジャーのすべてをビジネスマンがマネするべきだとは思っていません。レンジャー部隊に入れ、と言うつもりもありません。むしろ学ぶべきは、超回復力だけでいいと思っています。

そもそも、自衛隊というのは世間から切り離された特殊な場所です。憲法があるので他国に対して戦争を仕掛けるようなことはありませんが、有事の際には対応できるようつねに厳しい戒律と訓練が課されています。

ただ、それをビジネスマンが同じようにする必要があるかと言うと、それは違います。強さを身につけ、人生を豊かにして、自分や自分の周囲の人たちと幸せな人生を送ることにフォーカスするなら、そこまでする必要はありません。

それに**レンジャーの訓練は、マネをするにははっきり言って厳しすぎます。**トップ8パーセントのエリートを育成するためですから当然なのですが、やはりこれも、ビジネスマンにとっては過剰と言わざるをえません。

それにレンジャー隊員が持っていた超回復力は、ここまでにお伝えしてきたような過酷な状況の中で、屈強な精神力をベースに養われていきます。

こんな過酷な訓練を一般人が、ましてやビジネスマンがする必要はありません。というか、そう簡単にマネのできるものではありません。むしろ、**その過酷な環境を耐えられた超回復力の存在を学ぶべき**なのです。

「マネできないのに存在だけ学んでどうするの？」

もしかしたら、そんな風に思ったかもしれません。

その通りです。ですから私はエッセンスとして、あなたにレンジャー隊員から**「戦士のマインド」**を学んでもらいたいと思っています。

自衛隊には基礎教練という基本の訓練があります。目的は「個人及び部隊を訓練して諸制式に習熟させ、同時に厳正な規律及び強固な団結を養い自衛隊の各種基礎を作る為に行なう」とあります。

平たく言うと、「気を付け」「休め」「進め」「止まれ」「右向け右」などの命令を個人や部隊に強制的に従わせる訓練です。そこには個人の意思は必要ありません。むしろ、徹底的に「個」を排除し、全体としての統率に重きが置かれます。

そして一旦、頭の中をリセットした状態で〝兵士としての新しい常識〟をインストールしていくのです。ですから、**一般の自衛隊員たち=兵士たちは個を持たず、基本は上官の命令に絶対服従です。それが善であり、生き残る道**なのです。

一方、レンジャーは「個」が許される環境でした。

なぜなら、予測不能な状況下で自分で物事を考え、判断し、臨機応変な行動をしないといけないからです。もちろん、前提となる作戦や目的はありますが、それをどう遂行して任務を達成するかについては、状況に合わせた判断や意見が求められます。訓練のときからそのトレーニングがあり、それが生き残る道なのです。

SFアニメ『機動戦士ガンダム』の中で、ドズル・ザビ中将は、軍の総帥であり兄のギレン・ザビに対して「戦いは数だよ、兄貴!」と言いました。

このセリフはとても的確で、私も含めたレンジャーは陸自のエリートですが、一部のエリートだけでは戦争には勝てません。「少数精鋭で勝つ」は、現実には絵空事でしかないのです。

戦いで大切なのは圧倒的な「数」です。つまり、兵士です。そして、その兵士たちの統率が取れていればいるほど、エリートの出す作戦の成功率は上がります。ですから、一般隊員の個を排除する訓練は自衛隊において必要なものだと私は思います。

そして、この考え方はビジネスの場でも存在していると思います。

新卒で社員を採用し、経営理念や行動指針、社歌や社訓を毎日唱和したり、新人研修でビジネスマナーやセオリーを徹底的に叩きこむことは、私からすれば自衛隊の基本教練と変わりません。そうすることで、その企業の〝兵士〟として会社に貢献できるように教育するからです。

ただ、これまでの日本であればその考え方とやり方でも良かったのですが、**社会が多様化し、かつての安定神話が崩れてしまった今の日本のビジネス社会では、この考え方はもうナンセンス**になっています。

ビジネスマンは兵士のようにエリートの命令にただ従うのではなく、レンジャーのように時に独自の判断で目的を遂行できる〝戦士〟にならなければいけないのです。

織田信長のようなカリスマ性と統率力を備えた強いエリートが偶発的に生まれてくるとは限りません。仮にそんなリーダーがいたとしても、その人があなたの上司になる確率は極めて低いでしょう。

それよりは、**戦士のマインドを身につけてあなた自身の個を目覚めさせ、自分で自分をパワーアップさせられる超回復力を身につけたほうが、これからの社会で役に立つ**と強く思うのです。

パート1

第2章

空手チャンピオンになってわかった「自己肯定感」の大切さ

お国のために死ねないことを知った日

あなたは『機動戦士ガンダム』の中で一番好きなキャラは誰ですか？　そして、それはなぜですか？

多くの人はアムロ・レイやシャア・アズナブルを挙げるかもしれません。主人公ですし、ガンダムや赤いザクに乗りますし、エース・パイロットだったりハンサムだったりカリスマ性があったり……とあこがれてしまうでしょう。

ただ、私が好きなのは〝青い巨星〟ことランバ・ラルです。アムロやシャアとは違うのです。アムロやシャアとは。

ランバ・ラルはゲリラ戦を戦い抜いてきた生粋の職業軍人で、そうした性格を「戦馬鹿」と揶揄されていたりしますが、内縁の妻であるハモンや部下からの信頼がとても厚く、女性や子どもなどの〝弱者〟との戦闘を嫌う良識も備えていました。

同時に、彼は国のために命を尽くす男でもありました。

ジオン公国を乗っ取ったザビ家からは疎まれ、出世コースから外れた存在でしたが、国のために命を尽くす姿勢は変わらず、最後は意に沿わぬ任務でありながらも、ジオン全体のため、自分の部隊の生活向上のために引き受け、戦死しました。

ハモンや部下たちも、戦死したランバ・ラルのために命を散らしました。それくらい彼は人間的な器量の大きさも備えた存在だったのです。

私がランバ・ラルを好きなのはその人間性もありますが、国のために命を尽くすことを厭わない姿勢に自分と通じる部分があったからです。

第1章でもお伝えしましたが、私は「お国のために命を使う＝お国のために死ぬ」という目的で自衛隊に入りました。そして、そのためには最強の兵隊になる必要があると思い、陸自で一番であったレンジャー（アルペンレンジャー）に入りました。

目的のために「自分が最強の兵隊になる」という目標が、1日でも長く日本のために命を使える最良の選択肢だったのです。

その目的は武道やビジネスにフィールドが変わった現在でも変わらずにいますが、

自衛隊生活も5年目を迎えた頃、私は自衛隊では自分の目的が達成できないことを思い知らされました。

「戦争では死ねない」ということがわかったのです。

あるとき、私は防衛白書を読んでいました。そこで防衛法や自衛隊法を学んでいるときに、ふと日本には日本国憲法第9条があることを知り、「戦争の放棄」があることを知ってしまったのです。

自衛隊員がお国のために命を使う方法は、戦争に行って死ぬことしかない——当時の私はそう思っていました。今の平和な世の中では戦争はなかなか起きないかもしれないが、それでもいつかは起きるだろう。そして、そのときには自分は命を懸ける。

そんな想いでいました。

ですが、実際には日本は戦争を放棄した国です。小学生でも知っていることを知らなかった私は、20代も中頃に差しかかってからそのことを知り、がく然としました。

それでも「本当はどこかで戦争をしているだろう」と疑い、「スパイ活動くらいはできるだろう」とわずかな希望を持ちましたが、それも間もなく否定されました。

日本を護るために最強の兵士になっても、戦争がないから死ねない。

これは私にとっては大いなる自己否定でした。自分で自分を否定したのではなく、環境が私の目的達成を不可能にしてしまったのです。それが自衛隊に入って5年目、25歳の頃でした。

当時の私は「26歳でお国のために死ぬ」と決めていましたから、気づいたのはギリギリのタイミングでした。自衛隊でいくら〝目標〟を達成しても〝目的〟は達成できない。

そのことを知った私は、自衛隊を辞める決意をしたのです。

「最強の兵隊」になるために空手を選んだ

自衛隊を辞める決意をした私が次に掲げた目標は**「教育による富国」**でした。

その方法として、当時から私が習っていた空手を手段にして、子どもたちを肉体的にも文化的にも鍛えて、〝富国〟しようと思いました。そのために命を使うことが次の私の目標になったのです。

空手については、自衛隊に入り、新兵訓練が終わった入隊6カ月頃から始めました。レンジャーになることは最初から決めていたので、駐屯地の売店で見つけた『精強!! RANGER!』というVHSビデオを見て長野県松本市のアルペンレンジャーを選びました。

すると、その前後で松本に当時、日本最強だった空手チャンピオンがいることも情報として入ってきました。

私が習い始めた空手は、空手の中でも最も武闘派な部類のものでした。基本の立ち技（パンチ・キック）に加えて、投げ技、寝技、関節技、さらに倒れた相手への攻撃まで許された現在で言う**「総合格闘技」の色合いが濃い空手**でした。

つまり、空手としても一番過酷で一番強いものだったのです。

当時はまだ、総合格闘技という言葉が生まれていない時代でした。また当時の私は、日本一の兵隊になることを目標に掲げていました。そんな時代に最も過酷な空手を身につけることは最強の兵隊になるための技を身につけられる選択肢でした。

「レンジャーにもなれて、日本チャンピオンのいる最強空手の道場もあるなら一石二鳥じゃん！　そこしかない！　松本は俺のためにある場所だ！」

とシンプルに考え、そのまま松本で空手を習い始め、アルペンレンジャーの訓練課程に進みました。

レンジャー課程が終わり、レンジャーとして一般部隊に所属してからは、訓練、演習、空手の練習のくり返しが私の日常のほとんどになりました。毎日の訓練が終わったら17時から21時ごろまで空手の練習。休日も外出をしたりせず、酒もタバコも控えて空手の稽古に打ち込みました。

アルペンレンジャー隊員の中には、自分の得意なことや好きなことを生かして、休日は山登りをしたり山菜の知識を身につけたりと、山岳における自己トレーニングをする人が多かったのですが（要するに、山が好きなのです）、私はそこを「自分の肉体を強化すること」にフォーカスして稽古を行いました。

そこには私なりの劣等感があったと思います。育った家庭環境の影響もあって、一番でなければ劣等感を覚えてしまう。だから、自衛隊で一番過酷なところを選び、空手で一番厳しいところを選び、そこでも一番になって最強の兵隊になるために、自衛隊内で炊事班（食事部隊）への配置換えの希望を出してまで時間を確保して稽古に打ち込みました（炊事班は勤務ルーティンが固定だったため、空手の稽古のスケジュールが立てやすかったからです）。

それが目的である「お国のために死ぬこと」を達成する手段だと思ったのです。

ですが、それも私の勘違いでかなわないことがわかりました。

戦争ができないのに自己トレーニングを続けて強くなったとしても、その果てにあるのは「人殺しのプロ」としての自分だけでした。その状態で自衛隊を離れたとして、人を殺す方法しか知らない自分では、やはり自衛隊に入る前の**「将来はヤクザになるんか警察官になるんか、どっちや？」**状態に戻るだけだと思いました。

もちろん、陸曹になった先には尉官クラスの道も待っていました。ですが、そうなると今度は公務員としての人生が待っていました。〝公僕〟であるとなは国や公のために命を尽くすことになります。それはそれですばらしいのですが、ただ、私りのその方法は存在しない。やはりここにも矛盾が存在していました。

「自衛隊では死ねないなら、今度は空手を使って子どもたちを教育して、日本の富国でお国のために命を使おう」

私はやがて、そう思うようになりました。

「富国強兵」で今までは自分が〝強兵〟になることに置いていた念頭を「富国」にシフトしたのです。当時、自衛隊内に同じように空手を使って子どもたちを教育していた先輩隊員がいて、その影響もありました。

5年目にそう考えつき、そこから辞めるまでに1年の時間を要しましたが、26歳を迎える6年目のときに私は晴れて陸上自衛隊を退官し、目的のための新たな目標を達成する道を歩むことになったのです。

武道家としての日本一は「空手チャンピオン」だった

自衛隊員から一般人（正確には予備自衛官）になった私は、通っていた空手道場の長野県支部の内弟子として、新たな人生をスタートさせました。

「内弟子」は簡単に言うと、研修期間として3年間を費やして、将来的に武道の専門家を目指したり、プロ活動を行いたい人を育てる制度です。

会費を払って教えを請う一般の生徒とは違い、空手本部が用意している寮に寄宿し、会費や寮費や試合出場料などが免除され、さらに能力に応じた報酬を受け取れたりします。代わりに、一般の生徒よりも厳しい規範があったり（師範の許可なく外出できないなど）、研修生の管理指導などの責務を負うことになります。

要するに、その空手本部側の人間としての立ち居振る舞いを求められるのです。

「自衛隊を辞めて空手一本でやる以上、チャンピオンになるほかはない」

そう思っていた私の空手の稽古の時間は、内弟子になったことで1日7～8時間になりました。相手を殺すことから「倒す」に変わったとはいえその道で一番になる目標は変わらず、私は自己トレーニングに打ち込み続けました。

また同時に、子どもたちの教育による富国を考えていたので、いずれは道場を開くことも計画にありました。

そして道場を開く以上、チャンピオンになった経験のある武道教育者が教える道場のほうが〝格〟が上がる――そう考えました。「チャンピオンになっていない人間が教える」ということに対する私なりの劣等感があり、日本チャンピオンになることを目指したのです。

当時、お付き合いをしていた女性（今の妻です）もいたので、アルバイトをして少しでも生活の足しにしようとも思いましたが、社会人としてまともな経験のない私では、どこへ行っても長続きしませんでした。

一度、喫茶店で働いたときには「俺が切れる前に辞めさせてくれ」と自分から言い出す始末で、空手の稽古の邪魔にならない時間帯のアルバイトの求人チラシをポケットにつねに入れながらも、ほとんどニート状態で空手に明け暮れました。

そうやって内弟子として2年半が過ぎた頃、28歳のときに私は、結婚を機に長野県飯田市から神奈川県横浜市に道場を開くために引っ越し、市内に「総合格闘技　空手道禅道会　横浜本部道場」を開きました。

実際に道場で子どもたちに入門してもらい、空手を通した武道と文化の教育を伝え、本格的に富国の道を目指すことになったのです。

ちなみに「禅道会」とは、総合格闘技に背を向けない意志のもと、1999年に格闘空手の「大道塾」から独立する形で生まれた空手団体で、代表は小沢隆氏（私が長野県で空手を習い始めたときの長野県支部長）。総合格闘技に本格的に取り組んだ武道団体としては草分け的存在で、DEEPやJEWELSなどの多くの総合格闘技イベントに選手を数多く送り込んでいる団体です。

打撃恐怖症を乗り越えて4回の日本チャンピオンに

時系列は少し前後しますが、道場を開くためにも日本チャンピオンになる私の目標は、自衛隊を辞めた直後に達成することになりました。

禅道会の全国大会である「リアルファイティング空手道選手権大会」の第2回大会（2000年9月）で、62・5キロ以下級のチャンピオンになったのです。

さらに私は、第4〜6回大会（2002〜2004年）でも日本チャンピオンとして3連覇をし、当初の目標を自分なりの基準で達成しました。

こうやって書いてしまうと順調に私が日本チャンピオンになれたかのように思うかもしれません。

ですが、**日本チャンピオンになれた背景には、空手時代に私にとっての「超回復力」の存在がありました。**日本チャンピオンになる過程で私の前に立ちはだかった大きな壁も、「日本一の武道家になる」という目標のおかげでメンタルを超回復させられ、それまでよりも強い自分になれたのです。

当時のエピソードをお伝えしましょう。

最初の日本チャンピオンになる前年、つまり、1999年の第1回全国大会のとき、私は判定負けで準優勝になりました。この準優勝には理由がありました。当時の私は「打撃恐怖症」に陥っていたのです。

さかのぼること、そこから数年前。まだ自衛官だった頃。黒帯になっていない私でしたが、それでも当時から小さい大会では優勝か準優勝ばかりの武道家でした。

ファイティング・スタイルは「インファイト」で、相手が2発殴ってきたら3発殴り返すような打撃中心の〝剛拳〟な戦い方をしていました。そんな、まだ黄帯の剛拳だった頃に、滋賀県の大会でその事件は起きました。

相手の攻撃によって顔のスーパーセーフ（顔面を攻撃から護るためのお面）がズレ、その隙に相手から膝蹴りを何発も食らってしまったのです。視界がなくなった状態で、自分でお面を直そうとするもどうにもならず、気がついていなかったのか審判も止めることがなく、私は体感時間で2分ほど相手からサンドバッグ状態で膝蹴りを食らい続けました。

試合から1週間。私は毎日気分が悪く、1日に何度も嘔吐するようになってしまいました。サンドバッグにされたことで、**一時的なパンチドランカー状態になってしまっていた**のです。

話はここで終わりません。

それからというもの、私の攻撃が相手に当たらなくなりました。さらに、それまでは何ともなかったのに、相手からパンチをもらうのも嫌になり、打撃中心のファイティング・スタイルを怖く思うようになってしまったのです。

そこで、打撃をしなくても勝てるよう、スタイルを寝技中心に切り替え、その頃から寝技ばかりを稽古するようになっていきました。

そんな日々が続いていた頃、あるとき、どうも自分がおかしいことに気づきました。

「どうして俺は打撃を使わなくなったんだ？」

自分の中で過去をふり返り、仮説として滋賀での試合のことを思い出しました。

あのときから自分はメンタルをやられ、打撃恐怖症になってしまっていて、打撃をもらわないよう知らないうちに間合いが遠くなり、自分の攻撃も当たらなくなり、寝技中心になった……そう考えてみたのです。

病気というものは、基本的に「病名」を与えられた瞬間から病気になります。症状があっても診断されなければ病気ではなく、ただの〝そのような症状〟に過ぎません。

ただ、**「病名を与えられること＝治すことができる（治らないことが判明する）」ことでもあります。**私の場合、打撃恐怖症は治せる病気だと考えました。そして、そのためには「もう一度強い打撃をもらって、それでも平気だと証明する」という〝ショック療法〟しかないと考えました。そうしなければ自分はチャンピオンになれないし、チャンピオンにならないと道場の格を上げられないと考えたのです。

その想いで挑んだのが第1回大会でした。結果は準優勝でしたが、立ち向かったことで、強い打撃では倒れない自分を証明できました。もちろん、恐怖症からも脱却でき、今まで以上に打撃が好きになって稽古に励むようになりました。それこそ「寝技なんてもういいや」と思えるほどでした。

そして、第2回大会で初めて日本チャンピオンになり、さらに当時自分の中でテーマであった「軽量級でも体重が大きい相手に勝てるのか?」も「後の先=カウンター」によって可能なことが証明できました。

「柔よく剛を制す」の言葉通り、剛と剛だと力の強いほうが勝ってしまいますが、相手の力を利用する〝柔〟の精神と技を意識することで、自分よりも体の大きい相手でも勝てることがわかったのです。それまで打撃中心の剛拳だった私が、打撃恐怖症を克服する過程で新しい強さを身につけることができたのです。

さらに、そこから第3回大会で準優勝となって敗北を経験した後、第4~6回大会で3連覇をしたことで、自分の強さが〝まぐれ当たり〟ではないことも証明できました。

「日本一の武道家になる」「日本チャンピオンが教える道場にする」という目標も達

成することができました。

すべての人がチャンピオンを目指す必要はない

自分が日本一のチャンピオンになり、道場としての格も担保できた。これで空手を通した富国ができるようになった。当時の私はそう考えていました。ですが、甘かったです。道場を開いた私の前に、また新たな壁が立ちはだかりました。そして、そこからの気づきが、チャンピオンになれない人でも最強メンタルを手に入れられる方法を私に教えてくれました。

その「壁」とは、生徒たちが強くならなかったのです。

私が道場を開いた当時、ちょうどK-1やPRIDE（総合格闘技イベント）のおかげで世間には格闘技ブームが起こっていました。そのため、道場としてはゼロからのスタートでしたが集客は順調で、生徒からの月謝で一人前の男として稼げる程度の収入は得られていました。

道場に入門してくる生徒の中には、子どももいれば学生もいましたし、社会に出ている大人もいました。まったくの未経験者もいれば、他の武道を習って空手の世界へ来た人もいました。

そんな彼らに、**私自身がチャンピオンになったわけですから、同じように教えれば自然とみんな強くなれる**――そんな風に思っていました。

ですが、ならないのです。自分の教え方が悪かったのももちろんありますが、そもそもモチベーションとして「自分もチャンピオンになりたい」「格闘家として生きていきたい」と思って習いに来ている生徒もいれば、「空手をやってみたかっただけ」「ちょっと強さを身につけたい」「親から言われて仕方なく来た」という生徒もいて、動機はバラバラだったのです。

それに、そもそも筋のいい生徒は教えたことをグングン吸収して伸びていくのに対して、筋が悪い生徒は少ししか伸びないか、伸びてもそのスピードが遅かったりして、私が思っていたような伸び方はしませんでした。

最初はそんな思い通りに行かない事態に「なんで教えたことができないんだ！」と、**レンジャー教官ばりに厳しい教え方をしていました。**

ですが、そんな風に発破をかけても、私がレンジャー隊員だった頃のように、なにクソ精神で這い上がってくるような生徒はとても少なかったのです。

レンジャー時代は、結果が伴わなければ評価はされない世界でした。レンジャーを挫折したらレンジャー崩れになり、それだったら最初からやらないほうがマシな待遇が待っていました。だから、なにクソ精神で何が何でも這い上がるしかありませんでした。

ですが、いざ空手の世界に入り、自分が道場主として生徒たちを教える立場になると、それがかなり特殊な環境だったことに気づかされました。

特に、子どもたちがたくさん入門してきて、その中でも才能のある子は伸びて、才能がない子でも負け続けながらも地道に努力を続けてやっと茶帯（3級～1級）になって喜んでいる姿を目の当たりにして、気づかされたのです。

「そうか、別にチャンピオンになるだけが道じゃないのか……」

この気づきは自分の中ではとても衝撃的でしたが、子どもに教育を通して富国を目指す目標を達成するためには、とても重要なことでした。

「自分にとってのチャンピオン」が達成できればいい

元・タレントの島田紳助氏が過去にNSC（吉本興業のお笑い学校）の講義で語った内容の中に、次のようなものがあります。

「（中田）カウス・ボタン師匠も（オール）阪神・巨人も、組んだときからおもろかってん。コンビ組んで1年目からおもろかってん」

つまり、「世の中にはもともとすばらしい才能を持った人が少なからずいる」ということです。

格闘技でチャンピオンになる人たちは、そもそもみんな才能を持っていて、最初から強くなる素質を備えています。魔裟斗も故・山本〝KID〟徳郁も、抜群の才能があった上で、さらにトレーニングをしたからチャンピオンになりました。

格闘技イベントRIZIN選手の朝倉未来・朝倉海の朝倉兄弟も禅道会で6年間、ものすごい稽古をしていました。さらに才能があって、世間で知られる人気者になっていったのです。

ただ、ほとんどの人はそうではなく、努力を積み重ねた結果として強くなったり、もしくは、それでも超えられない壁を目の当たりにして挫折してしまったりします。

ですが、才能が乏しいからと言って切り捨ててもいいのかと言うと、そうではありません。その道が絶たれたら人生が終わるわけではなく、その上で人生はまだまだ続いていくものだからです。

私が自衛官から武道家、そして経営者になっていったように、人生にはいろいろなことがあります。最初から「この道一本で行く」と決めても、才能や実力や環境によってそれが実現できないことのほうが、むしろ多いでしょう。

そのような〝挫折〟があったときに、**心が折れて立ち上がれなくなってしまう人は、定めていた目標が「他者目線」にあったから**だと私は思います。

たとえば、空手のタイトルは他者目線のチャンピオンの例の1つです。ただ、私のように自分の目標とそのタイトルがマッチしていればいいのですが、すべての人がそうだとは限りません。

それに本来、武道とは江戸時代以前の殺人術が江戸時代以降に日本伝統の古武術となり、そこから「道」として発展・統合されたものであり、稽古や練習を通して人格形成をすることが目的です。

チャンピオンになる目標だけが「強さの証明」ではないのです。

人によっては「初段になる＝黒帯になる」というところが空手を始めるときの目標かもしれません。「肉体的な強さを身につけて自信を持ちたい」かもしれません。「一度でいいから誰かに勝つ経験をしたい」ということかもしれません。

そういう目標の人に「タイトルを取れ！」という指導をしても通じるはずがありません。重要なのは、才能がある／ないに関わらず、**自分なりのチャンピオンを目指す**ことです。自分の決めた目標を達成する。そのサポートをすることが武道教育者としての役割だと気づかされました。

そのことに気づかされてから、私は教育スタイルを変えました。

生徒たちが個々に持っている才能や目標に合わせて、彼らが彼らなりの目標達成をできるように指導するようになっていきました。

なぜ一番よりも「最強のオンリーワン」なのか？

第1章で劣等感について話をしましたが、あらためてお伝えすると、心理学において**劣等感とは「価値がより少ない感覚」のこと**を言います。

価値が〝より少ない〟と感じるためには、何かと比較しなければいけません。要するに、何かと比べるから劣等性を感じるわけです。

そのときに、自分以外のものに劣等性を感じるとコンプレックスになります。小学生の私が同級生に感じた「親のいる家庭」はまさしく、劣等性によるコンプレックスでした。

同様に、社会を生きる上でも他者目線で自分を見てしまうと、そこには劣等性が生まれ、コンプレックスになっていきます。多くの人がメンタルをやられてしまう原因は、ここにあると私は考えています。

比較することは決して悪いことではありません。

ただし、社会を生き残る上で重要なのは、比較すべき対象を他者から「自分」に変えることです。それも、直近の過去の自分＝昨日の自分と比較することです。

「今日の自分は昨日の自分に比べてどうか？」

この基準で考えることによって、人はコンプレックスを感じることなく、もしくはコンプレックスに押し潰されることなく強くなっていくことができます。

20戦20敗だった生徒が1勝できたとしたら、20分の1の結果だとしてもそこにはとんでもない価値があります。これまで負け続けていた自分よりも一歩、今日の自分は強くなれたわけです。

20代後半から空手を始めて、強さを実感することで自信をつけ、行動できなかったことが行動できるようになった（たとえば、意中の人を食事に誘えた）だけでも、そこにはすばらしい価値があるのです。

『世界に一つだけの花』という曲の中には「No.1にならなくてもいい　もともと特別なonly one」というフレーズがあります。

私は、この言葉の真意は、単に「一番じゃなくてもいいじゃないか」という意味ではなく、他人の基準で一番を目指して、挫折して、心を壊してしまうよりは、自分の基準で「最強」を目指すことのほうが、オンリーワンでいられることだと思っています。

他人の基準で一番になろうとすると、相手を蹴落とさなくてはいけません。レンジャー隊員がレンジャー崩れたちの屍の上に成り立っていたように、そこには勝者と敗者が生まれてしまいます。

それはそれで、ある分野では必要なのかもしれませんが、私たちが普段の生活でより豊かで幸せな人生を歩んでいくのであれば、別に他人を蹴落とさなくても自分で目標を定め、そこに向かって自己トレーニングを続けていくことによって、最強の存在にはなれるのです。

基準はあくまでも自分の目標にあることを忘れないでいただきたいと思います。

「ちょい越え」の精神で自己肯定感を高めなさい

超回復力を身につけ、昨日よりも強い自分になるという最強メンタルを手に入れるために、1つ目の要素として第1章でレンジャーの隊員からは「戦士のマインド」を学びました。

そして、空手の経験から2つ目の要素として学べるのは**「自己肯定感のアップ」**です。やはり「自己肯定感」を高めていくことが何より大事です。

心に負荷をかけて鍛えること＝心の筋トレは、自己肯定感を高める作業でもあります。それは、自分で意図的に負荷をかけることもありますし、周囲の出来事によってヘコんだり、挫折を味わったりすることでもあります。

ポイントは、**このときの負荷の塩梅を「ちょい越え」で考える**ことです。

腕立て伏せで言えば、1週目を10回でクリアできたら2週目は15～20回くらいに増やしてみる。これをいきなり100回とかにするのは〝ちょい〟ではないのでダメです。現状の自分に合わせてハードルは下げていかないといけません。

今のあなたの現実に訪れている課題や困難を考えたり、挫折しそうな出来事を目の当たりにしたときに、いきなりすべてを乗り越えようとするのは、もしかしたら「ちょい越え」ではないのかもしれません。

そうではなく、「これなら何とかなりそうだ」という部分を見つけ、そこから1つずつ乗り越えていけばいいのです。そのような視点で目の前の課題をとらえることで、それは「超えられる可能性のある壁」に変わります。

本物に触れて、それにふさわしい自分になる

ほかにも、人間には本物に所属していることで、そこにふさわしい自分になろうとします。これは「認知的不協和の解消」を逆手に取った私なりのやり方です。

認知的不協和の解消は、アメリカの心理学者レオン・フェスティンガーによって提唱されたもので、人が自身の中で矛盾する認知を同時に抱えた状態、またそのときに

覚える不快感を表す社会心理学用語です。その不快感を解消するために、人間は自身の態度や行動を変更すると考えられています。

有名なものでイソップ童話の『すっぱい葡萄』というものがあります。

あるとき、キツネが木の上になっている葡萄を取ろうとしますが、どうしても取れませんでした。そこでキツネはその葡萄を「どうせ酸っぱくて不味いに決まっている」と負け惜しみを言って、葡萄を取れなかった自分を自己正当化します。

私はこの考え方を逆手にとって、最も大本に近い〝本物〟に自分が近づくことで、自分自身が本物にふさわしい自分になろうとプラスに行動するよう心がけているのです。

ブランド物でも、たとえばニセモノのルイ・ヴィトンの財布を持っている人が、本物を持っている人に会ったら、劣等感を抱くことは想像がつくと思います。同様に、自分が本物を持っていることで、それにふさわしい自分として振る舞いをするようになるものなのです。

私が自衛隊・レンジャーでも一番、空手でも一番を目指したのは、一番でないことによる劣等感を抱かないようにするためですが、おかげで私はそこで本物に近づこうと行動し、結果的に自己肯定感を高めることができました。

内面の自身の変化をほめて昨日の自分を超える

さらに、自己肯定感を高めるときにもう1つ大事なのが、自分をほめることです。

男性は特に、プライドの塊のような生き物です。否定されると腹が立ち、肯定されるといい気持ちになる単純な生き物です（男性の私が言うのだから間違いありません）。

ですが、もともとほめる文化が乏しい日本では、日常生活で他人からほめられることはあまりないかもしれません。「できて当たり前、できなきゃダメ出しされる」というのが、社会ではよくある評価だと思います。

ですから、ほめるのは自分でやりましょう。

心に負荷をかけ、ちょい越えで壁を乗り越えることができたときに、目標達成できた自分をほめる。そうすることで、昨日より少し強くなれた自分を承認することができます。

もしも、目標達成ができなくても叱る必要はありません。行動した中で過去からプラスになった部分にフォーカスして、自分を認めてあげるのです。もしくは、結果が出るまでのプロセスの中から何かを見つけて、ほめるのです。

そうすることで、メンタルがマイナスに向かうのを下げ止めることができます。

社会的成功を求めてビジネスの世界へ

空手時代の私の目的は、ふり返ってみると前期・後期に分けることができます。

前期はまだ自衛官だった頃の日本一の兵隊になるための武力を身につける一環として、後期は日本チャンピオンとして子どもたちを教育するためでした。

その裏打ちがあったからこそ、困難や挫折が目の前に現れても、心を折ることなく、壁を乗り越えることができたと思っています。

ただそれも、そこからさらに時が流れることで変化が起きました。

横浜で道場を開き、結婚をし、離れていた母を呼び寄せて一緒に住むようになり、子どもが生まれ……という流れの中で、私の中で「このままでは自分は負け組になるのではないか」という思いが湧き上がってきたのです。

それは、いわゆる**「ビジネスマンとしての側面」**でした。

当時、収入はそれなりにありましたが、だからと言ってこのまま子どもたちを育てていくとなると不安な部分もあるくらいの額でした。

もちろん、年収の大小を言いたいわけではありません。人にはそれぞれ「このくらいで十分」という年収の基準はあるでしょう。

ただ、「お国のために自分の命を使う」という生きる目的があり、人間的活動として子どもたちを教育できていたとしても、これまでとは違って今度は自分の家族がありました。道場主で年収1000万円というのはなかなか壁としては厚く、一国一城の主として家族を豊かにさせられるのか、という私なりの基準が生まれたのです。

私がビジネス分野で尊敬しているメンターである西田文郎さん曰く、人間には2つの成功があるそうです。**社会的成功と人間的成功。**その2つがかなっていて、真の成功者と言えるのだそうです。

社会的成功には、お金の成功も含まれます。ですが、それだけでは幸せとは言えません。お金を持っているのに、周囲に人がいない。もしくは、周囲から陰口を叩かれたり、「早く死ね」と思われていたり、後ろ指をさされるような稼ぎ方をしていたら、それは〝ただお金を持っているだけの人〟になります。

一方、人間的成功はみんなから慕われていたり、すばらしい人格者だと思われているような人です。ですが、そのフィールドで成功していても、そこで止まって収入を確保できず粗末な暮らしをしていては、果たしてそれは成功と言えるか、疑問です。

当時の私は、決して低い収入ではありませんでしたが、それでも「お国のために命を捨てる」という目的に則して言えば後者の状態でした。

たとえ武道家としては日本一で、生徒からは「先生」と慕われていても、このままの状態で自分の家族を幸せにできるかどうかはわからない。自分の子どもも満足に育てられない人間が、この先、教育者として何かを語る資格があるのか、と不安になっていきました。

このことは、30歳を超えた私の前に立ちはだかった新しい壁でした。

その壁を超えるきっかけをくれたのが妻でした。実は私の妻は格闘家で、当時、エステサロンで正社員として働いていました。そこから今度は個人事業者として自分でサロンを開くようになり、翌年には独立をすることになりました。

それを機に、私も妻とすみ分ける形でこの世界に入ることにしました。

2006年にワールドジャパン株式会社を設立。妻はBtoCでエステサロンの経営、私は高専出身で機械に強かったのでBtoBで美容機器の販売。妻を手伝うというより、それぞれ別のルートで、同じ美容の世界でビジネスを始めることにしたのです。

パート1

第3章

社会で戦うときに必要な「他者との関係性」

30年以上に渡った親との確執

前章の最後に、成功には2種類あることをお伝えしました。

人間的成功と社会的成功。ビジネスを始める前の私は前者に関してはある程度、手に入れていましたが、後者に関しては自分の基準を満たすほどではありませんでした。

そこでビジネスを始めたのですが、大きく飛躍するためには、もう1つ乗り越えなければいけない決定的な壁が存在していました。

それが、親との関係性です。

起業した当初、私は機械に強かったこともあって、妻がエステサロンを経営するかたわら、美容機器の販売代理店のような業務でビジネスを行っていました。

正直、当時の自分には「こういうビジネスをしたい」という強い思いはありませんでした。自分の社会的成功を手に入れることが新しい目標としてあるだけでした。

ただ、営業そのものはそれなりにうまくいっていました。頭を下げる営業はしたくなかったので、最初こそ失敗もしてトライ&エラーをくり返しましたが、美容業界でもわりと早いうちからネット集客を活用し、ホームページのSEO対策なんかも勉強して、お客さん（美容サロンのオーナー）のほうから問い合わせをもらえる仕組みを考えていきました。

おかげでインストラクターが最初のアプローチを行い、私がクロージングで売買契約を結ぶようなスタイルで買ってもらうことができていました。お客さんからも喜ばれていました。

要するに、ビジネスではそれなりにうまくいっていたのです。

ただ一方で、家に帰ってくると毎日のように親と喧嘩をしていました。

結婚を機に、母親とも一緒に住むようになったことはお伝えしましたが、実は私の両親は私が祖父の家に預けられて間もなく離婚をしています。父親は妹を引き取って別の家族を持ち、母親は静岡県で1人暮らしをしていました。

両親とはたまに連絡は取っていましたが、「いつまでも1人で暮らすよりは」と結婚で横浜へ移った際に呼び寄せたのです。28歳の頃でした。

ですが、その母ととにかく折り合いがつかず、喧嘩ばかりをくり返していました。その内容はここでは書けないほどで、毎回最後には「勘当だ」「もう親子の縁を切る」というセリフが飛び出すくらいのものでした。

20年以上も一緒に暮らさず、その間、私と親の関係は良いのか悪いのか、わかりませんでした。離れていたことであいまいになっていたのです。それが一緒に住んで近づくことで明確に悪化していきました。

そんな親との確執が何年も続き、気づけば最初に離れて暮らすようになってから20年近い歳月が経っていました。

「本当の強さ」を手に入れるためのメンタルトレーニング

私からすれば、母親と一緒に暮らして、ぶつかりながらも関係を続けていったのは、それが自分にとってのメンタルトレーニングだと思っていたからです。

30歳を超えて、ビジネスの分野に進むようになってから、私は肉体の鍛錬以外にも勉強をするようになっていました。心理学のことや人間の脳のことを勉強し、メンタルトレーニングについても学ぶようになっていました。

その中で気づいたのは、**人間のメンタル的な成長のためには「感謝」や「自己肯定感のアップ」が必要で、自分にとってその原点には親との関係性があるということでした。**親との関係性がいいことが自己肯定感や自己成長につながるのです。

そう考えて過去をふり返ってみると、私は20年以上も親との関係性がない状態で過ごしてきたので、メンタルトレーニングがほとんど足りていなかったことになります。その代替として肉体のトレーニングに励み、強さを求め、一番であることにこだわった人生を歩んできました。

ですが、これは私以外のすべての人に言えると思いますが、肉体だけのトレーニングには限界があります。根性でどうにかなる問題ではなく、もともとの肉体の強さは個人差があって、それは技を身につけて超えるにしても限界があるのです。

私の場合、それが親子の関係性=劣等感でした。

劣等感をぬぐい去るために鍛えてきた自分が、最後に必要だった「さらなる強さ」を身につける方法が、その劣等感を克服することだったのです。

ですから、私は親との関係性を良くするために母親に近づくしかありませんでした。それも相手が折れるのを待つのではなく、自分が変わること。

親は私が生まれた時点からずっと「親」ですから変わるはずがありません。ですから、相手が折れるのを待つのは甘えで、変わるべきは自分のほうだと思って、妥協点を探りながら協調していきました。

ただ、そこにはものすごいエネルギーの浪費とメンタル的なダメージがありました。空手の稽古はしていましたので何とか心は保てましたが、どれだけ体を鍛えていようと親から「勘当だ」と言われて傷つかない子どもはいません。肉体の強さは〝攻撃力〟にはなっても「HP（ヒットポイント）」や「心の防御力」にはならないのです。

私はそんなときには、鶴田浩二の軍歌『異国の丘』を唄って耐えました。この曲には「我慢だ待ってろ　嵐が過ぎりゃ　帰る日もくる春がくる」という歌詞がありますが、まさにそんな心境でした。

本来であれば思春期の間に経験しておくべき〝親といい距離を取るための儀式〟を、私は30歳を超えてから約7年間かけて行っていきました。「神から与えられた乗り越えるべき試練だ」と考え、それが本当に強い自分に成長するための方法だとも思っていました。

「破産か詐欺師か」の選択を迫られた最大の出来事

そんな最中、30代も後半になろうかという頃になって、私のこれまでの人生でも最大の試練が襲い掛かってきました。

それが、ある食品イベントでの出来事です。

きっかけは、ある関西の実業家T氏とWeb集客の勉強会で知り合ったことでした。本業のエステサロンの経営がうまくいっていたこともあって、意気投合したT氏と私は、「一緒に大きなことやっちゃう?」的なノリで、東京と大阪でそれぞれ20万人超え規模のイベントを共同で開催し、それをきっかけに食のミュージアムの共同事業を新しく行うビジネスモデルを組み立てたのです。

2カ所の大規模イベントで食品の認知度を高め、最終的な収益を食のミュージアムで行う。フロントエンドとバックエンドが連動した食の企画でした。しかしそんな中、T氏の資金の使い込みが発覚し、食の共同事業が破綻。当然、連動していた20万人超えのイベントも〝中止すべき〟事態にまでなってしまいました。


本来ならば、ここで引くべきでした。

バックエンドがあってこそのフロントエンドです。それがないということは、収益を回収する受け皿がない状態での投資になりますから、イベントで使ったお金は投資ではなくただの〝負債〟になってしまいます。

また、食のイベントだったため、保健所からは衛生面での厳しい指導がありました。許可が下りるよう指示に合わせて衛生面を徹底した結果、予算が膨れ上がり、人件費などその他の経費を含めて最終的に6000万円近い支払いが私のところに来ることが、その時点でわかりました。

開催の時点でイベントに出店をするお店から集めていたスポンサー資金を返す選択

肢もありました。すでに運営のために使っていた部分はありましたが、そこを補填する形だったら私の背負う借金は6000万円に比べればずっと抑えられたと思います。ですが、当時の私は経営者としてはまだまだで（今でも一人前かどうかはわかりませんが）変なプライドが先行してしまい、ビジネスモデルが成立していない状態にもかかわらず、大規模イベントだけは開催してしまったのです。

しかも、事態はこれだけでは終わりませんでした。

開催したイベントの6000万円近い支払いを翌月までに行わなければいけなくなりました。年単位の猶予があれば期間をかけて支払っていくことは可能でした。ところが、これだけの金額を翌月までに払え、というのです。

当時、私の会社でかき集めたお金のすべてを充てても、まだ2000万円近い負債が残り、これを支払うための目処が立たない状態になってしまいました。

レンジャーや空手の頃とは違う種類の、巨大で、人生史上でも最大の負荷がのしかかってきていました。

惜しむなら命よりも「名前」を惜しめ

私に残された道は3つでした。

「なんとかして支払う」か「破産して支払いを回避する」か「逃げてしまう」か。

1つ目は宛てがありませんでした。会社の金をすべてつぎ込み、その年は従業員のボーナスもカットさせてもらって、経営自体はうまくいっていたエステサロンをなんとか維持させていたわけですから。

とはいえ、2つ目と3つ目はもっとありえませんでした。

最悪の場合は離婚をしてでもすべての負債を自分が抱え込んで、海外で空手の先生をしながら支払うのもいいかと思いました。そのくらいの生き抜く力は持っているつもりでした。ですが、それも実行可能かどうかは未定でした。

さらに逃げてしまうとなると、私に貼られるレッテルは「詐欺師」の三文字。これだけは絶対にありえないと思いました。イベント開催自体を取りやめなかったのも、スポンサーから詐欺師のレッテルを貼られることを避けるためでもありました。

人間、**一度「詐欺師」のレッテルを貼られてしまうと、もう復活できません。**社会人として〝死ぬ〟ことになるのです。レンジャーで言えばレンジャー崩れになって、自衛隊内での名誉が終わるのと同じです。

私はそれだけはどうしても回避したいと思いました。たった数千万のお金のために「大畑は詐欺師だ」「あいつはもうダメだ」と他者からの評価で名前を傷つけられるほうが、私の心は折れ切っていたでしょう。

山本常朝の『葉隠』（江戸時代中期に書かれた「武士としての心得」を記した書物）には「武士道と云ふは死ぬ事と見付けたり」という一節があります。

誰しも一度は聞いたことがある一節だとは思いますが、私はこれを「死に場所を見つけること＝生き方を見つけること」という風に解釈しています。そして、私にとって生きることとは「自分がワクワクでき、他人から後ろ指刺されずに、生きがいや目標を見つけられる生き方」です。

そう考えたときに、詐欺師のレッテルを貼られることは、命を失うよりも恐ろしい

「名前」を傷つけられることになり、それは私の生き方として進んではいけない道だと考えました。

初めて親を頼ってわかった「他者との関係性」

いよいよ追い詰められた私は、両親を頼ることにしました。

事情を話し、支払いのためにどうしてもお金がいることを父親と母親に話をしました。

すると、かつては勤めていた会社の役員でもあった父親が、経営者としての気持ちや財務のことをわかってくれ、自分の持っていた会社の株を売却して必要なお金を用立ててくれることになりました。母親も「自分の持っていたマンションを抵当に入れてお金を借りてあげる」と言ってくれました。

結局、父親からの借金で支払いはでき、私はなんとか窮地を脱することができました。

自分自身に対する内的な借金（父親からは支援ではなく借金という形にしました）

は残りましたが、社会的にはきちんと支払いを済ませ、名前を傷つけずに済んだのです。

そして、そのことをきっかけに両親との関係性も改善されました。

ずっと離れていて、近づいても喧嘩ばかりしていた間柄だったものが、息子が本当の窮地に陥ったときには親として助けてくれるその姿を見て、自分は愛されていることがわかり、劣等感がはがれ落ちていきました。第1章でお伝えした、自分の中で決定的に欠如していた幸福感がようやく満たされ、**「両親への感謝」に変わった**のです。


そして、そのときに気づいたことがもう1つあります。

これまでは自分の中の劣等感を克服するためにひたすら一番を目指し、強さを求めて生きてきました。ですが、**自分1人ではどうしようもないところにたどり着いたとき、助けてくれたのは「他者との関係性」でした。**

親との関係性を良くしようとしていたことに加えて、それまでの私自身の社会的成功の積み重ねが、窮地を救ってくれる一役を担っていたのです。

これが超回復力を身につけるための3つ目の要素です。

たとえば、起業した頃はまだ従業員もほとんどいなかったので、当時の私は薄利多売とまでは言いませんが、かなりサービス過剰なビジネスマンだったと思います。

現在であれば、販売した美容機器を納品する際に、販売機器の使い方や、それを使った集客のアドバイス、サロン経営のコンサルティングなどは別の業務として別途、費用をいただいています。

「そんなの当り前のことじゃないか」

と思われるかもしれません。ですが、当時の私は、こういったことをすべて無償で、サービスとしてお客さんに提供していたのです。

同時に、子どもが学校に通うようになると、学校のPTAの会長もやっていました（歴代で一番長いPTA会長になりました）。ほかにも、町内の自治会の副会長をやったり、子ども会があると、役員ではないけど呼ばれたら参加したり、空手道場以外にも、地域の人たちに対して自分ができるボランティア的なことを積み重ねていました。

本当に強くなろうと思ったら、自分だけを鍛えていては足りません。他者とのかかわり方が大事なのです。それが、さらに強い超回復力を身につける方法です。

「気は縁になり、縁が運になる」

このような言葉があります。

自分の行動による良い気が、他者との良い縁を呼び込み、良縁が集まって運が強くなっていくのです。

私の場合は、社会的活動からいつの間にか良い縁を紡ぎ、運が上がっていたのだと思います。因果関係を明文化することはできませんが、支払いを抱えてボロボロになっていたときも周囲の人が支えてくれたり、従業員が心配しながらも1人も辞めることなく居続けてくれました。

これまでは、自分1人のトレーニングで負荷をかけ、超回復力で困難を乗り越えてきた私が、1人ではどうしようもないところまで行ったときに、初めて他者の力を借りて超回復できた。おかげで私の運は上向きになり、この窮地を脱することができたのだと思っています。

親との関係の改善で大きな勝負ができるようになった

この事件を乗り越えたことをきっかけに、私はビジネスマンとしても以前よりも強くなれたと思っています。

最初にビジネスを始めたときは、人間的成功だけでは家族を幸せにできないと思ったからですが、事件以降は、単に家族だけではなく、従業員やお客さんも含めた、より多くの人を幸せにする必要があると思うようになりました。

そしてそのためには、自分はもっと大きな勝負に出て、そこに勝たなければいけない。親との関係が改善されたことによって、それができると思えるようになりました。

そこで、ワールドジャパンで私が担当していた分野を販売代理店から自社開発商品の販売へとシフトすることにしました。

当時、妻が経営するエステサロンには人気のメニューがありました。他社の機械を何台か使うコースで、利用したお客さんから人気があり、結果も出ていて、新規のお客さんからのニーズも高いメニューでした。

そういう実証があって、「だったらそれを1台の機械にまとめることで、時短と効果アップと金額ダウンを実現できないだろうか?」という仮説のもと、機械に強かった私は本当に売れる本機の商品開発に着手したのです。

それが「セルライトゼロ」の開発でした。

これは私にとっての賭けでした。

これが売れなければもう自分はおしまい、という特攻機——つまり、ゼロ戦でした。『仁義なき戦い　広島死闘篇』で北大路欣也演じる山中はピストルを手に持って「これが俺のゼロ戦だ」と言いますが、私にとってはセルライトゼロがそれでした。

この開発に1年半をかけ、費用も数千万円をかけました。さらに、これを使って繁盛サロンにするための仕組みづくりや、集客ノウハウのアドバイス、経営ノウハウのコンサルティングを1パッケージにしたビジネスモデルも構築。「これは絶対に売れる!」と信じて開発を行いました。

完成してからも妻と一緒に近所の稲荷神社へ「年末までに１００台売れますように」と毎朝お参りしていました。

そのおかげもあってか、現在までにセルライトゼロは１５００を超えるエステサロンに導入され、多くのサロンオーナーや利用されるお客さんに喜んでいただいています。

事件以降、それまで売上2～3億円ほどだった会社も業績が一気に上向きになり、今では10億円の大台が見えてくるようになりました。

ただ、お伝えしておきたいのは、それは私自身の努力の賜物だということではなく、自分の努力＋他者との関係性の切磋琢磨の中で積み重ね、実現された結果だということです。それを実現できたのも、どんな困難があってもメンタルを超回復させ、心を折らずにその日一日を乗り越えることを続けてきたからです。

そして、それはあなたにも身につけることが可能だ、ということです。

あなたが何を実現するのかはわかりませんが、超回復力を身につけておくことで、たとえどんな困難があっても短期間で回復し、前よりも強い自分として生きていくことができるのです。

ビジネスでも「自分なりのトップ」でいい

ここまでで、最強メンタルを手に入れるためには超回復力が必要で、超回復力を身につけるためには次の3つの要素が重要なことをお伝えできたと思います。

・1つ目の要素「戦士のマインド」
・2つ目の要素「自己肯定感のアップ」
・3つ目の要素「他者との関係性（感謝の心）」

そして、それは誰でも身につけられる、ということも。

本書では、具体的に超回復力を身につけるための効率的で効果的な自己トレーニングの方法をお伝えしますが、そのことをお伝えする前に、ぜひ知っておいてもらいたいことがあります。

まず、最初にお伝えするのは、第2章でもお伝えしたことに重なりますが、**「一番を目指す必要はない」**ということです。

私は劣等感を克服するために一番を目指していたことは何度もお伝えしてきましたが、一般社会において一番とは何でしょうか？

これは、他者目線では何とでも言えることです。

その会社での営業成績の一番、試験にトップで合格する、年収で一番になる……など。ですが、これはあくまでそのカテゴリーや組織において一番なだけで、一歩外に出れば、また一番を目指す際限のない戦いが待っています。

だからこそ、目指すべきは自分の中での最強なのです。それは自分で決められる基準だからです。

私がビジネスの分野に飛び込んだとき、やはり一番を目指しました。「エステ業界という日本独自の業界で一番になって世界一を目指そう」という思いから「ワールドジャパン」という日本と世界の入った社名をつけました。

ただ、少し考えてみるとわかるのですが、ビジネスの一番とは何でしょう？

世界一の金持ちだったらビル・ゲイツやウォーレン・バフェットには勝てません。世界一企業だというならＧＡＦＡには勝てないでしょう。年商が高いのが一番なのか、従業員数なのか、社会貢献している数なのか、そもそも社会貢献を〝数〟で計っていいのか……など疑問は尽きません。

そこで私が思い至ったのが「自分なりのトップ」です。

あなたが特に経営者ではなくても、普通のビジネスマンでもいいのです。他人が決めた基準とは別に、自分の基準で最強を目指すことが重要です。それを忘れて他者目線だけで生きると、際限のない戦いに巻き込まれ、いつかは心が折れてしまいます。

自己トレだけでは自分の強さはわからない

次に、最強のメンタルを手に入れるためには自己トレが必要ですが、本書を読んで自己トレーニングをしたあとは、**必ずそれを社会で生かすようにしてください**。

なぜなら、そうしなければ自分がどれだけ強くなったかがわからないからです。

社会人になると――というか、普通に生きていて、私たちは他者と必ず触れ合います。中には引きこもって誰とも接しない人もいるかもしれませんが、あくまでも少数で、普通に学生生活を送っていたり社会人として働いていると、必ずそこには他者がいて〝勝負の場〟が存在しているのです。

私からすれば、会議であっても、商談であっても、勝負の場です。

商談は自社の商品・サービスを売りたい側と、買うかどうかを迷っている側の勝負です。売りたい側は買ってもらいたいですし、買う側はできるだけ価値のあるものを手に入れたい。そのせめぎ合いの場が商談です。

もっと言うなら、誰かと対談する場も勝負の場と言えます。

私は10年ほど前に公益財団法人日本財団会長の笹川陽平さんと禅道会の小沢隆代表を交えて鼎談《ていだん》をさせていただきました。私なりにいい勝負をさせてもらえるよう、本を読みこんだり、調べものをしたりしてかなり準備をして挑みましたが、結果は笹川陽平さんの器の大きさにズタボロに負けました（そもそも、敵うわけがありませんでした）。

ですが、とても勉強をさせていただきました。

このように、自己トレをして、それを社会で生かすことで、現在の自分がどのくらい強くなっているのかのフィードバックが得られます。

どのくらい強くなっているかがわかるから、人間はさらに自分を強くして、次は負けないようにしようと努力するのです。そのくり返しに自己成長があるのです。

これが逆に、誰とも試合をしないのに自己トレばかりしていると、どうなるか？

人間は〝いじめっ子〟になってしまうのです。

空手の道場に来る生徒の中にも「練習は好きだけど試合は嫌い」という子がいます。

私はこれを厳しくいさめます。

試合をするということは、もしかすると負ける可能性がある、ということです。勝てることもあるでしょうが、負けることもあるのです。

ですが、負けることを恐れてトレーニングばかりをして試合をしないと、その子はやがて自分の強さが通じるところだけに行こうとします。要するに、弱い者をいじめるようになるのです。強さは、そんなことのために身につけるのではありません。

「社会に出ること＝毎日試合をすること」である

人生は「自己トレ」と「他者トレ」の連続です。

自分で自分を鍛え、社会に出ることで他者に鍛えられて、超回復して過去の自分よりも強くなる。その連続が自己成長です。

この意識を持つようにしましょう。

もしも、この意識を持っていないとどうなるか？

ＲＰＧで言うなら、何の装備もしないでモンスターのいるフィールドに出るようなものです。一瞬でボコボコにされて、ゲームオーバーになってしまいます。

私は、この意識を持っていない人が社会には多いと思っています。

学校でも会社でも（事業主や経営者は別かもしれませんが）、ある程度守られた世界で、そこでは自分は保護されていて、それほどのダメージは受けないと思い込んでいる。

実際にモンスターが出てくるわけではありませんし、相手は笑顔で接してくれるものなのでそう考えてしまうのかもしれませんが、結果、無装備で戦場に出て、傷だらけになって、回復する方法もわからずにダメージが蓄積してやがて心を壊してしまう。

それは、そもそもの自己トレーニングが足りないだけでなく、社会＝戦場である意識が足りないからなのです。

人は〝独り〟では生きていけない

では逆に、自己トレも他者トレもせずに人は〝独り〟で生きていけるのか、というと、それは無理です。

小野田寛郎さんも講演にて、こう仰っています（一度、私たちの連盟で講演会をしていただき、そのときにお話をさせていただきました）。

「『人は一人で生きられないらしい』くらいの認識で、皆さん生活していると思いますが、そうではなしに、私の経験から言って〝絶対に〟人は一人で生きていくことはできません」

小野田寛郎さんは、旧・日本帝国陸軍の軍人で階級は少尉でした。

陸軍中野学校（戦前にあった、スパイ育成を目的とした軍学校）の出身で、情報将校として大東亜戦争に従軍し、ゲリラ戦を展開。戦争終結から29年を経て、フィリピン・ルバング島から日本へ帰還しました。

小野田さんが戦争終結から29年間も現地でゲリラ戦を行っていたのは、任務解除の命令が届かなかったからです。終戦後も赤津勇一一等兵、島田庄一伍長、小塚金七上等兵らとともに作戦を継続し、ルバング島が再び日本軍の制圧下に戻ったときのために密林に篭って情報収集や諜報活動を続けていました。

ですが、長年の戦闘で疲労がたまり、最後に小塚上等兵が亡くなってからは孤独に苛まれ、最終的にかつての直属の上官である谷口義美元陸軍少佐から読み上げられた任務解除・帰国命令によって武装を解除し、帰国しました。

どれだけ1人で生きていこうと思っても、人間は孤独には耐えきれず、他者との接触を求めるものです。

それに、社会との関わりを失くしては、人間としての文化的生活は営めません。

たとえば、山奥に引きこもって、自給自足で生活をして……と思うかもしれませんが、足りない食べ物はどうするか？　着るものはどうするか？　誰に運んでもらうのか？　病気になったらどうするか？

……結局は、そこに他人や社会との関わりは生ずるものなのです。

社会に出る以上は、いい意味でも悪い意味でも「他者との摩擦」は避けられません。それは商談という形で出てきたり、他者からの評価という形で出てきたりとさまざまですが、逃げることはできないのです。

私としては、あなたにその避けられない・逃げられないことにいちいちヘコんだり、深く傷ついたり、最悪の場合、メンタルを壊してもらいたくないのです。

そういう意味でも、社会に出ることは試合を毎日することであり、人生とは自己トレと他者トレの連続で、その延長線上に自分の成長があることを意識してもらいたいと思います。

他者がいることで自分の「限界」を突破できる

他者の存在がいかに重要か、ということについて、もう1つ補足しておきましょう。端的に言うと、他者がいることによってあなたは、あなたの限界を突破することができるようになります。

話はレンジャー時代に戻りますが、当時、関係性ということに意識がとぼしく、上官からも「大畑3曹には協調性がない」と言われていた私は、レンジャー隊員同士のバディ関係を通じて、関係性を勉強していました（当時の私は「協調」という言葉を知らず、「強調」だと思っていて、上官に「強調しています！」と反論し、「字が違う！」としかられたことがありました。笑）。

レンジャーではバディ（相棒）がつきます。2人一組で行動し、すべてをバディとともに乗り越えていくのが部隊での最小単位でした。

強調性はない私でしたが、バディは信頼できる関係でした。食事を2人で分け合ったり、片方が荷物が持てないときはもう片方が荷物を持ってあげたり、寒いときには低体温症にならないために男同士で抱き合って寝ないといけませんでした。

そういう関係を続けていると、やがて相手への「感謝の気持ち」が湧くようになります。たとえば、荷物を持ってもらっていると申し訳ないと同時に、ありがたい気持ちになるのです。

そして、お互いの励ましや助け合いが当たり前の状態になり、信頼関係が生まれるようになると、本当に苦しいときでも「こいつのためにもう少しがんばろう」という気持ちが湧いてきて、越えられない壁を越えられるようになるのです。

よく「ピンチはチャンス」と言います。追い詰められた苦しい状況こそ、新たなことをスタートするのに絶好の機会だということを表現した言葉です。

ですが、私からすると、**ピンチはチャンスにはなりません。**

ピンチや限界というものは、自分がそれを乗り越えられないからこそピンチや限界なのであり、突破したり乗り越えられたら、それはピンチだったわけでも限界だったわけでもないからです。

これは、「ピンチはチャンス」をどの位置から捉えるかによると思います。

他者が関わってくれて乗り越えることができたら、結果論として「ピンチはチャンス」だった。そうでない場合は、チャンスになり得ないので「ピンチはチャンス」ではない。そもそも自分1人で乗り越えられたら、それはもともとピンチでも限界でもない、というのが私の考え方です。

それよりは、自分1人では越えられない限界を、他者との信頼関係を構築することで突破することのほうが、大事だと思っています。

他者トレに欠かせない3種類の人とは?

では、そんな大事な他者をどのように考えていけばいいのか?

『自分が強くなるためには、3種類の練習相手が必要』という言葉から考えてみたいと思います。

その3種類とは**「自分より強い人」「自分と同等の人」「自分より弱い人」**です。

自分より強い人は、乗り越えようと必死になるから自分の実力が上がります。

自分と同等の人は、「負けたくない」と思うのでモチベーションを維持できます。

自分より弱い人は、自分の技を教えることで自分にも相手にも鍛錬になります。

この3人のどれが欠けてもいけません。他者トレを行う際の他者は、この基準で考えてみてください。

あなたにとっての「師匠」を持ちなさい

右記の3人は、言ってみれば自分にとっての「ライバル」や「仲間」や「生徒＝部下」と言い換えることもできるでしょう。

ですが私は、そこに加えて「師匠」も見つけてもらいたいと思っています。

師匠を持つ理由は、自分の道しるべにするためです。あなたの道には、必ず先行者がいますので、そこから教わることが大事なのです。

ビジネスマンだったら「なりたい上司」や「営業部のトップ」だったりするでしょ

う。小さな会社であれば社長でもいいかもしれません。

師匠は、良い師匠を選んでください。会社の中で「この人みたいになりたい」というあこがれの人や、自分の中で「この人は日本一だ」と思える人です。自分の中での基準で構いませんし、その時々のタイミングで構いません。

師匠を持つときの2つの注意点

ただし、師匠を持つときには2つのことに注意しなければいけません。

1つ目は「守破離」を守ることです。


守破離は、茶道や武道などの芸事・芸術における師弟関係のあり方の1つで、それらの修業における過程を示したもののことです。

まずは、教わった型を徹底的に〝守る〟。「NO」は言わず、返事は「はい」のみです。レンジャーだったら「レンジャー!」で空手だったら「押忍!」です。

次に、型をマスターし、自分に変化が生じたと思ったら〝破る〟。師匠から習ったことで「これは違うのでは?」「こうしたほうが自分にはいいのでは?」と思うことを、自分なりにアレンジしていきます。

最後に、師匠を超えるために〝離れる〟。ずっとマネをしていても7〜8割程度にしかなれません。人間には良い面と悪い面がありますので、そこからは自分なりに応用していくのです。

2つ目は「師匠を否定しないこと」です。

自分が成長できたら、いつかは師匠を超えるときが来ます。新たな師匠を求めるようになるのです。

ですが、そんなときにはお世話になったかつての師匠を否定したり、下に見てはいけません。それは同時に、自分の過去をも否定することになるからです。

世間には「黒歴史」と言って自分の過去をなかったことにしようとする風潮がありますが、黒かろうが白かろうが過去は過去。自分を作ってきた歴史にほかなりません。

また、歴史は先祖代々からつながっているものであり、あなた自身が未来につないでいくものでもあります。自分の過去を否定することは、それまでの自分の時間をムダにすることであり、さらに歴史をムダにすることであり、言ってみれば〝あなたの人生の自傷行為〟なのです。

ですから、その師匠が必要だった過去は否定せず、感謝に換えることが重要です。それができたとき、それは成長の証にもなります。

縁を切ること＝自分を弱くすること

ちなみに私にはレンジャー時代、空手時代、ビジネス時代でそれぞれ師匠がいます。レンジャー時代はアルペンレンジャーの教官だった安藤義雄二尉、空手時代は長野県支部の支部長だった小沢隆支部長（現・禅道会理事長）、ビジネス時代はイメージトレーニング研究・指導のパイオニアである西田文郎先生です。

私は、この方々との良縁は絶対に切らないと決めていて、それは縁を切ることによって私自身が弱くなってしまうと思っているからです。

先述の通り、縁が運を作ります。縁を切るということは自分の運の力を減らすことになり、必然的に私自身の総体を弱らせることになるのです。

もちろん、誤って悪縁をもたらす人と関わってしまった場合は、その縁は切っても構いません。ですが、良縁と思える人は切ってはいけないのです。

そういう意味も含めて、師匠選びは注意しましょう。

超回復力のスイッチをオンにしよう

ここまで読み進めた読者の中で、勘の鋭い方はもうおわかりかとは思いますが、超回復力を身につけ、そのスイッチをオンにするためには**「目標設定」が不可欠**になってきます。

私の例でお伝えしましょう。

まず、目的として「お国のために命を使う」ということがあります。

その目的を達成する手段としてレンジャー時代は「日本一（最強）の兵隊になる」ことがあり、空手時代は前期がレンジャー時代との兼ね合いで、後期が「子どもたちを教育して富国する」ことでした。

そして、ビジネスにおいては「2つの成功（社会的・人間的）を成し遂げる」ことです（これは現在進行形の目標です）。

それぞれの時代にそれぞれの目標があったから、私はどんなにくじけそうな困難がやってきても、立ち直って行動し続けるだけの超回復力を発揮し続けることができたのです。

そしてその中で、たとえばレンジャー時代であれば一般の訓練をつらいと感じなくなったように、過去の悩みがザコ敵に感じるくらいパワーアップし続けることができました。

実は、メンタルにおける超回復力は誰にでも身につけることができるだけではありません。もしかすると、すでにあなたの中に眠っている可能性があるのです。

もちろん、本書を読んで超回復力を身につけた場合でも同じですが、どちらにせよ、超回復力は身につけるだけでは意味がなくて、そのスイッチをオンにしなければいけません。車がガソリンを満タンにしただけでは走らず、イグニション（点火装置）をオンにしなければいけないのと同じです。

私は、その方法こそが「目標設定」だと思っています。

では、どのような目標を設定すれば、あなたの超回復力のスイッチがオンになるのでしょうか？

今よりさらに強くなれる目標設定の方法

端的に言ってしまいます。

目的にひもづけて、

1．目標を「他者」に設定してください。
2．「ワクワクすること」で探してください。
3．そして、「行動できるくらい明確」にしてください。

人間が「自分のため」に出せる力には限界があります。

「レンジャーになってチヤホヤされたい」「空手で有名になって人気者になりたい」という目標が決して悪いわけではありません。ですが、それはあくまでも自分の見栄のための目標なので、いつか行き詰まるのです。力を出すにも限界が生じますし、挫折したときにメンタルがもたなくて心が折れてしまいやすいのです。

私たちは他者との関係性の中で生きています。だから、目標もまず自分ではなく「他者のため」にする。他人のために生きることでメンタルや力は強くなるのです。

自分のパートナー、家族（配偶者や子どもたち）、両親や親族など。「日本のため」だと大きいかもしれないので、会社のためでも構いません。

誰を、何を護りたいか、大切にしたいか、を明確に書き出してみましょう。そして、その理由も書いてみましょう。力がみなぎってきます。

これが1つ目です。

次に、「ワクワクすること」で探すのは、継続できるようにするためです。

当たり前ですが、つまらないことを何の対価もなく続けることはできません。

目標として達成するのであれば、何があってもあきらめない心や、困難を解決する問題解決能力、さらに他者の力を借りてでも達成するまでやり続ける継続力が必要になってきます。

目標がわかりづらければ、ここは「かなえたい夢」で考えるのもいいでしょう。夢は途中で変化しても構いません。人間のステージが変われば、必然的にグレードアップしていくものだからです。重要なのは、妥協せずワクワクしたものを探すことです。

ちなみに、私はビジネスを始めるときの経営理念として「女性の社会進出を応援する」というものを設定しました。これを実現して自分の成功も達成しようとしたのです。ですが、新型コロナウィルスのパンデミックによって、救うべきは日本人全員だと思い至り、経営理念を『3つの和「大和」「調和」「親和」の力で新たな価値を創造します。美を通して、明るい社会づくりに貢献します』にグレードアップしました。

3つ目の「行動できるくらい明確」は、言うまでもなく、行動に移さなければ目標は達成できないからです。

他者のために、モチベーションが上がることを、実際に行動に移せるように落とし込んで初めて、人は行動できます。私の場合は目的の中に「命を使う＝死ぬ」という明確なものがあったので、ある意味で死に場所を探すための目標設定になりました。

ただ、そうでなくても、日本一の兵隊だと、必然的に陸自のレンジャー部隊で、さらに3大レンジャーに行き着いていたでしょう。だとすれば、あとは入隊して何が何でも合格するだけだったのです。

次章からは超回復力を身につけるための自己トレーニングについてお伝えしていきますが、身につけた暁には、ぜひこの3つのステップであなたの超回復力のスイッチをオンにする目標設定をしてもらいたいと思います（トレーニングをしながらでも構いません）。

パートII　最強メンタル＝超回復力を身につけよう

第4章

超回復力を身につける（理論編）

超回復力はどうやったら身につくか？

パートⅡからは、超回復力を身につけるための実践トレーニング＝自己トレについて、お伝えしていきます。

それぞれ第4章と第5章で「理論編」と「実践編」に分けてあり、まずは個々のトレーニングがどういう意味を持っているのかを理解いただいて、その上で実践に入っていきましょう。

本書の冒頭でもお伝えしましたが、パートⅠでお伝えしてきた「戦士のマインド」「自己肯定感のアップ」「他者との関係性（感謝の心）」と4つの実践トレーニングは、それぞれ目的に合わせてリンクしています。

・**火の呼吸：戦士のマインド（体の活性化）**

・**無双拝：感謝の心（カリスマ性アップ）**

・武道トレーニング：自己肯定感のアップ
・禅瞑想：戦士のマインド（平常心を保つ）

さらに、これらは私が20歳で陸上自衛隊に入ってからレンジャー部隊に挑み、空手を始める中で培ってきたさまざまな知識や経験をもとに体系化したトレーニング・メニューです。順番も、この並びの通りに行います。

しかも、ビジネスである程度の結果を残せた私が、今よりもさらに強い自分を手に入れてビジネスの世界で結果を残し続けていくために組み立て、今でも週6日、実践し続けているメソッドでもあります。

メソッドを確立して5年ほどが経ちますが（それまでも個別にトレーニングは行ってきました）、おかげさまで会社の業績も上がり、２０２０年に日本中を席巻した新型コロナウィルスによる世界的恐慌の渦中にあっても、超回復を実現することができました。

ぜひ、このメソッドを理論・実践の両方で学んでもらい、あなたにも超回復力を身につけてもらいたいと思います。

そして、パートIでもお伝えしたようにそのスイッチをオンにして、あなたの人生をより良い状態にシフトしてもらえればと思っています。

すべては脳内ホルモンを出すために行っている

では、理論に入っていきましょう。

4つの実践トレーニングはすべて、人間の脳内で発生する「脳内ホルモン」を出すために行います。

私たちの脳からは、約100種類の脳内物質が分泌されており、それらを総称して「脳内ホルモン」と呼ぶことがあります（ですので本書でも、そのように進めます）。

また、脳内ホルモンは「心や体に効く天然の薬」とも言われており、血中から全身に伝わって、心身の状態にさまざまな影響を及ぼします。処方薬のように外部から化学物質を取り入れるのではなく、自分の脳から出るものなので、純度100％の〝天然の薬〟と言えるのも頷けます。

そして、4つのトレーニングは、それぞれ次のような脳内ホルモンを出すために作用します。

- **火の呼吸：アドレナリン**
- **無双拝：オキシトシン**
- **武道トレーニング：テストステロン**
- **禅瞑想：ドーパミン、セロトニン、オキシトシン、エンドルフィン**

火の呼吸によって脳（心身）を高活性化させ、無双拝によって落ち着いてから、武道トレーニングで強くなるためのテストステロンを出し、禅瞑想で報酬系のホルモン（プラスのホルモン）を体全体に出して全身を充実させます。

それぞれ見ていきましょう。

火の呼吸で「活力」をアップする

第1のトレーニングは「火の呼吸」です。

火の呼吸では、短いスパンの呼吸（呼気と吸気）を一定時間行うことで血流をアップさせ、生命力を上げます。

脳内ホルモン的には、アドレナリンを分泌させます。

アドレナリンとは、昇圧薬として利用されるホルモンで、交感神経系の作用を増強して心臓の働きを強め、心拍数増加、心収縮力増加、末梢血管収縮などを引き起こします。この状態は、ランニングと同じ効果があると言われています。

これを行うことで呼吸力が鍛えられ、あなたの中に活力があふれて、やる気がみなぎってくる状態になります。

実際にトレーニングに取り組み始めると、必ずやる気が出ない日が出てきます。そんなときでもとりあえず火の呼吸をやってみると、それだけでやる気が出てきますので、ほかのトレーニングも続けられるようになります。

無双拝で「社会との協調性」を作る

第2のトレーニングは「無双拝」です。

これは、私の現在（ビジネス時代）の師匠である西田文郎先生が提唱されているものので、人間の感謝の力を最大化する「和の愛」のトレーニングです。分解すると「釈迦の六方拝」と「天皇の四方拝」を足した10の方向・方角に「自分」という軸を加えて感謝を行うメソッドで、内側から外側へ、ミクロからマクロへの和の愛を形成し、脳が最高の状態になる完璧な拝み方です。

釈迦の六方拝とは「東・西・南・北・天・地」の六方のことを言い、天皇の四方拝は、毎年の元旦の早朝に天皇陛下が清涼殿の東庭に出て行う皇室祭祀のことを言います属星（その人の運命を支配するという星）と天地四方の神祇（天津神・国津神）、山稜（御陵＝天皇・皇后などの墓）を拝する儀式です。四方を拝して年災消滅、五穀豊穣を祈る宮中祭祀でもあります。

これだけを聞くと難しく感じるかもしれませんが、やり方はシンプルです。ほかのメソッドも含め、そちらについては次章で詳しくお伝えします。

無双拝を行うことで、あなたの中に感謝の気持ちが生まれ、脳内ホルモン的にはオキシトシンが分泌されます。

オキシトシンは「愛情ホルモン」とも言われる物質で、お母さんが赤ちゃんに授乳する際に大量に生成され、注がれていきます。ほかにも、脳内で分泌されることでストレスの緩和や不安や恐怖心の解消、相手への信頼の気持ちが出てきたり、社交的になって人と積極的に関わりたい気持ちが高まる効果をもたらしてくれます。要するに、社会的な協調性が醸成し、あなた自身をカリスマ性のある、今より魅力的な人物にさせるのです。

愛情ホルモンと言われるだけあって、人間同士の肉体的な接触（ハグなど）や簡単なボディタッチでも分泌されるオキシトシンですが、新型コロナウィルス以降の密着を避ける風潮がある世界でも、無双拝を行うことでその恩恵にあずかることができます。

また、宗教的な主張（釈迦＝仏教、天皇＝神道、キリスト教、イスラム教など）の隔たりを超えて拝むことができる究極の拝み方でもあります。

武道トレーニングで「強い自分」になる

第3のトレーニングは「武道トレーニング」です。

これは「ストレッチ」「空手の稽古」「筋トレ」の3つを組み合わせたもので、4つのうちで唯一、本格的に体を動かすトレーニングです。

体を動かすトレーニングによって分泌されるホルモンがテストステロンです。普段から筋トレをしている人であればおなじみの言葉でしょうし、そうでなくても聞いたことがあるかもしれません。

ちなみに、テストステロンは男性ホルモンの一種で、生成されるのは脳内ではなく睾丸からが95％（副腎が5％）なのですが、超回復力を身につけるトレーニングの一部として、ここでは話を進めます。

テストステロンの効果として期待できるのは、「強くなった」という感覚を身につけることができることです。たとえば、スクワットや腕立て伏せをしたり、サンドバッグを殴ってみたり、もしくはシャドーボクシングをしたりすると、体が暖かくなるのと同時に、なんとなく自分が〝強くなった〟ような気になりませんか？

これはテストステロンが分泌されているからです。

もちろん、武道トレーニングは体を鍛えるものなので実際に筋力もアップしますが、メンタル的にはこの「強くなった感覚」が大事なのです。

社会という〝戦場〟に出て勝ち残っていくためには、肉体的な強さとともに、相手と渡り合っていくための精神的な強さも必要です。そのためのテストステロンをここで手に入れましょう。

禅瞑想で「疑似ゾーン状態」に入る

第4のトレーニングが「禅瞑想」です。

この瞑想では「正しい姿勢、一定のリズム、一定の呼吸で、今に集中する」という禅の考え方をベースに瞑想と呼吸を行います。ですから、禅瞑想と名づけました。

禅瞑想をすることで、あなたの脳を中覚醒状態に近づけることができます。

スポーツ選手が極度に集中して能力を１２０％発揮する状態を「ゾーン」と呼ぶことを、あなたも聞いたことがあると思います。このときの脳は、中覚醒状態になっています。

少し専門的な話をすると、脳活動の周波数帯を表すときに13ヘルツ（毎秒13サイクル）以上のものを「ベータ波」と呼びます。ベータ波の中でもゾーンの状態の脳波は「ＳＭＲ波」と呼ばれ、中覚醒領域でも最もリラックスと集中のバランスが取れた状態のときに発生します。

ちなみにＳＭＲ波は、カリフォルニア大学ロサンゼルス校のバリー・スターマン博士によって１９６０年代に発見され、近年ではゾーンのカギを握る脳波として注目されています。

言ってみれば、中覚醒状態は「最高のパフォーマンスを発揮できる脳の状態」ということです。そして、これは禅瞑想の際に行うロングブレスによって疑似的に作り出すことができるのです。

ちなみにこのことは、筑波大学発のベンチャー企業、株式会社サイバーヨガ研究所の代表取締役であり、メンタル本の著者でもある辻良史先生の学術論文『Pattern of breathing speed responses to EEG and mood changes』でも言及されています。

禅瞑想によって分泌される脳内ホルモンは主にドーパミン、セロトニン、オキシトシン、エンドルフィンなどの物質です。

ドーパミンは「幸せホルモン」とも呼ばれる神経伝達物質の1つで、多幸感や集中力アップ、ポジティブで意欲的になると言われている物質です。ポジティブになって活発に行動することで、さらにドーパミンが増えるので、プラスのスパイラルを期待できます。

セロトニンはドーパミンと同じく幸せホルモンの1つであり、精神の安定（感情や気分のコントロール）に深くかかわっています。これが不足することでストレス障害や睡眠障害、うつ病の原因になることも今では広く知られているかと思います。

オキシトシンは「無双拝」でもお伝えした愛情ホルモンで、家族や夫婦関係、他者とのスキンシップや信頼関係に大きく関係するホルモンです。

エンドルフィンは〝脳内麻薬〟と言われるほどの多幸感をもたらす脳内ホルモンです。実際のモルヒネの約6・5倍の鎮静作用があると言われており、そのように呼ばれています。

例として、マラソンなどで長時間走っていると、あるタイミングで体に高揚感が湧き上がることがあります。「ランナーズ・ハイ」と言われる現象で、この現象にエンドルフィンが関与していると考えられています。

以上、4つのトレーニングでそれぞれどのような脳内ホルモンが分泌されるのかをお伝えしましたが、重要なのは、すべてが高い状態でバランスよく出ていることです。

実際にトレーニングを行うときは、すべてを順番でやっていくことも大事なのですが、現在の自分に足りていないと思うことがあれば、そこを補うつもりでピックアップすることをおすすめします（詳細は次章で解説します）。

武道トレーニングで「体幹」と「姿勢」を鍛える

4つの実践トレーニングでは脳内ホルモンを分泌させる目的があることはお伝えし

ましたが、もう1つ、重要なことがあります。

それが**「武道トレーニングによって『体幹』と『姿勢』を鍛え、整えられる」**ということです。

「体幹トレーニング」という言葉が一般的になったくらいですから、あなたも体幹についてはそれなりに聞きなじみがあると思います。

簡単に解説すると、体幹とは人間の胴体（首から上と、腕と足を除いた部分）のことを言います。胸や背中などの大きな筋肉、肩関節・股関節周りの小さな筋肉までを含めて体幹です。インナーマッスルという呼び方もします。

体幹を鍛えると体のバランスが整い、全身の安定性が高まります。第3の武道トレーニングではストレッチで腸腰筋を鍛え、正しい姿勢を維持できるようになることで脳の活性にもつながってきます。

また、武道においても、体幹がとても重要です。

体幹＝武道で言えば、下半身が安定していないと作用反作用の法則（何かに力を及ぼす＝作用、と同時に同じ大きさで反対向きの力が作用すること＝反作用）に負けてしまいます。エネルギーの発生も起こりづらくなり、たとえばパンチをしたときに発生するエネルギーがロスになって、本来のパンチ力が出なくなってしまいます。

これは、正しい姿勢でパンチをしたときと、姿勢が崩れている状態でパンチをしたときに、どちらの威力が強いかを想像してもらえればわかると思います。

体幹とともに重要なのが、姿勢です。

「姿勢が良くなると見た目も美しくなる」と美容の業界では言われたりしますが、単に美的感覚だけではなく、実は、姿勢は脳のパフォーマンス的に見逃せないポイントなのです。

姿勢が集中力アップや、空間認知能力アップに効果があること、判断力アップにつながることは、ネットを検索すればすぐに出てくるくらい一般的な情報になっていると思います。

ただ、それだけではなく、正しい姿勢を維持することで脳から報酬型のホルモンが出ます。報酬系のホルモンが出ていることで、どんなに強いストレスがあっても人間のメンタルは折れません。

つまり、超回復力を身につけた〝正しい脳〟が、正しい姿勢によって作られるのです。

本書の武道トレーニングでは体幹と姿勢を鍛え、整えることでそれは単に肉体やメンタルのトレーニングになるだけではなく、あなた自身の自信や、にじみ出るオーラとなって表出します。当然ながら、相手へ与える印象もプラスへと変わります。

実践トレーニングのときに気をつける3つのこと

ここまでで実践トレーニングの目的と効果についてお伝えしました。ではここで、実際にトレーニングを行っていただくときに気をつけてもらいたいことを3つ、ご紹介します。

プラス感情でトレーニングをする

4つの実践トレーニングは、「やらされ感」や「どうせ効果がないだろう」という斜に構えた姿勢、または嫌々やっても意味がありません。

必要であれば、ここまでにお伝えしてきたことを読み直した上で、目的と効果を意識して、それを実現するプラスの感情で行ってください。

トレーニングをするのは、あくまでも脳内ホルモンを分泌・増大させて、心身ともに鍛え上げ、超回復力を身につけ、最強のメンタルを手に入れて、社会という戦場で生き残り、勝ち上がっていくためです。

補いたいところを集中的にやっても構わない

次章から具体的なトレーニング内容を解説していきます。そこでは順番や回数、かける時間などを目安として置いています。

さらに、できれば継続してもらいたいので、「まずここからやってみよう」という初級編と、本格的にやるときの上級編でトレーニング内容に段階を設けています。

ただ、中にはシチュエーションや現状の自分の状態に合わせてカスタマイズを行うときもあると思います。自覚できている「自分に足りないところ」を補いたい日もあるでしょう。

トレーニング	シチュエーション
火の呼吸 アドレナリン	▪ やる気が出ない。 ▪ モチベーションを上げたい。 ▪ 物事にプラスのイメージを持ちたい。
無双拝 オキシトシン	▪ 他人にやさしくなりたい（でも、できない）。 ▪ 周囲へ感謝をしたい。 ▪ 相手から受け入れられたい。
武道トレーニング テストステロン	▪ 相手からナメられている。 ▪ 自信を持ちたい。 ▪〝強そうなオーラ〟を醸し出したい。 ▪ 突破力を身につけたい。
禅瞑想 ドーパミン セロトニン オキシトシン エンドルフィン	▪ 心を落ち着けてリラックスしたい。（外側にではなく、自分自身の内面に対して） ▪ 落ち込んでしまっている。 ▪ 人間関係をよくしたい。 ▪ 幸福感を味わいたい。 ▪ 何かに集中したい。 ▪ 高揚感や活力を味わいたい。

そんなときはカスタマイズして構いません。

脳内ホルモンを分泌させるためのものなので、たとえばモチベーションを上げたいときや、営業プレゼンで〝勝負のタイミング〟があるときなどは、それに特化してやってもいいのです。

その際は、右の表を参考にしてください。

表を見ていただくとわかりますが、禅瞑想以外は対外的にあなたに起きた変化が伝わります。

「今日はやる気がみなぎってるな」「なんか〝強キャラ〟オーラが出ているな」など、そういう人が周囲にいたら、あなたもわかるのではないでしょうか。そういう人にあなたがなるためのトレーニングです。

一方、禅瞑想は表出するものよりは、自分の内面をシフトチェンジさせるためのものです。ですから、見た目的にはそれほど変わらないかもしれませんが、あなたの体内では確実にホルモンが増大しています。

必ず1日の休みを取る

プラスの感情で、カスタマイズを織り交ぜながら実践トレーニングをやっていただきますが、トレーニングを行ったら必ず1日は休みを取るようにしてください。

特に、筋トレの場合はとても重要で、私は本書でお伝えする上級編に加えて懸垂や縄跳びや仮眠なども織り交ぜてトレーニングを週6日していますが、それでも1週間のうちで必ず1日は休みを取っています。

これは、休みを入れることで継続しやすい習慣を作る意味もありますが、重要なのは、筋肉を断裂させないためです。

「はじめに」でもお伝えしたように筋肉は傷めつけることで強く、太くなります。

トレーニングでダメージを受けると、筋肉はダメージを回復する過程で同じ刺激が来ても耐えられるように、前より少しだけ強くなるのです。

強くなるために必要なものが「回復」です。回復＝トレーニングをしない時間です。

これを48時間以上は取ってもらいたいのです。

土曜日の朝8時にトレーニングを終えたら、そこから日曜日は休んで(24時間経過)、月曜日の朝に再開する（計48時間経過)。これによって筋肉は超回復し、前より強く、太くなります。

この回復期間を設けずに筋トレを続けると、やがて筋肉は負荷に耐えられなくなって断裂してしまいます。一般的に言う「肉離れ＝筋肉断裂」の状態になってしまうのです。

筋肉の断裂は部分的に起こることが多いですが、それでも内出血を起こしたり、患部が腫れたりして激しい痛みを伴います。日常生活に支障を来たすことが容易に想像できるでしょう。

さらに、その状態になると回復するまで休むしかありません。数週間～数カ月かかることもある肉離れからの回復を待っている間に、せっかく鍛えた筋肉は衰え、前よりも〝弱い〟状態になってしまいます。

安全標語で「注意一秒、怪我一生」というものがありますが、筋トレでも一瞬の油断が長期間のケガにつながります。〝甘え〟ではなく「必要なこと」として、1日の休みを設けましょう。

朝一番のトレーニング習慣を身につけよう

3つの注意点を意識した上でトレーニングをしていただくのですが、できれば、と言うかむしろ積極的に「朝一番にトレーニングをする」という風に習慣づけてもらいたいと思います。

あなたは朝起きて、まず何をしますか?

とりあえずコーヒーを淹れる、タバコを吸う、スマートフォンを見る、シャワーを浴びる、朝食を食べる……など、さまざまだとは思いますが、成功者の多くは独自の朝の習慣を持っています。

多くの成功者が独自の朝習慣を持っている

Nike社のCEOであるマーク・G・パーカー、Virginグループのリチャード・ブランソン、Apple社の最高経営責任者のティム・クック、ウォルト・ディズニー・カンパニー会長のボブ・アイガー。彼らには、朝6時前には起きてエクササイズを行なう共通点があるそうです。

ほかにも、Twitter社のCEOであるジャック・ドーシーは30分間瞑想してからワークアウトをするそうですし、ビル・ゲイツは教育用DVDを見ながらランニングマシンを漕ぐことから一日を始めると言っています。Starbucks社のハワード・シュルツも、朝早く起きてエクササイズやサイクリングをしてから仕事を始めるそうです。

ここに並ぼうというわけではありませんが、かく言う私も朝5時半に起きて、本書のトレーニングを1時間～1時間半ほど行い、仕事に取りかかります。かつては夜の習慣でしたが、会食などでできるときとできないときがあって、8年ほど前から朝の習慣にシフトチェンジしました。

自分自身のその日一日の生産性をアップさせるためには、朝の時間を仕事以外のことに使うことが一番です。

と言っても、ニュースなどを見て外部からの刺激に反応することに時間を使うのではなく、自分の心と体にとって重要なことに時間を使ってください。

あなたの場合は、本書でお伝えする4つの実践トレーニングです。

トレーニング後の朝食習慣はタンパク質を中心に

さらに、このトレーニングを空腹の状態で行うことがポイントです。

手順としては「起床→トレーニング→お風呂→朝食」です。お風呂は人それぞれかとは思いますが、おそらく武道トレーニングで汗をかくと思いますので、入っておいたほうがいいと思います(笑)。

そして、朝食もできればタンパク質を摂ってもらいたいです。

朝一番のほかほかの白米や、バターたっぷりのトーストは確かに魅力的ですが、炭水化物よりもタンパク質を摂るほうが、健康にとっても、筋肉の回復にとってもおすすめです。

私の場合はお風呂に入ったあとにプロテイン20グラムと茹で卵2個（または目玉焼

き2個）を摂りますが、食材でも肉や魚、卵、乳製品、大豆製品、ナッツ類にはトリプトファンというアミノ酸が含まれています。

トリプトファンは必須アミノ酸（その動物の体内で充分な量を合成できないため、栄養分として外から摂取しなければならないアミノ酸）の1つです。トリプトファンは体内でセロトニンやメラトニンに変換され、体内時計の調整や、ストレス緩和の働きがあるとされています。

読者の中には朝食を摂らない習慣の人もいると思いますので強要するつもりはありませんが、もしも習慣を変えようと思ったり、元から朝食習慣があるのであれば、参考にしてもらいたいと思います。

自己トレのルーティン化で「自分の軸」を強化せよ

第3章で目標設定の方法についてお伝えしました。

おさらいしておくと、

・目標を「他者のため」に設定する
・「ワクワクすること」で探す
・「行動できるくらい明確」にする

でした。4つの実践トレーニングは、こうして設定した目標を達成するために存在します。

恐れずにはっきり言ってしまうと、トレーニングを習慣化して超回復力を身につけ、スイッチをオンにしたとしても、「社会」という〝戦場〟に出れば、あなたはダメージを負います。

あなたが強くなって人生のステージが上がったとしても、そこにはこれまで見たことがなかったような強敵が現れます。『ドラゴンボール』で言うなら、ナメック星へ行ったらフリーザがいたようなものです。人生はそれと同じなのです。

ですが、それは同時に、あなた自身にそのステージへ行けるだけの力が身についた＝資格を持ったと言い換えることもできます。〝新たな冒険の始まり〟程度のことに過ぎないのです。

恐れる必要はありません。むしろ、「ノーダメージで人生をやっていける」という甘い幻想は、今この瞬間に捨ててしまいましょう。ダメージを負っても死なない強さを身につければいいだけなのですから。

目標設定をしたら（もしくは、何かの夢を掲げたら）、それを達成したり実現するために人は行動しようとします。それが具体的であればあるほど、脳はその方向へ行こうとします。

そのために4つの実践トレーニングがあります。毎朝のトレーニングをルーティン化することで「自分の軸」を強化できます。そして、それが「あきらめない心」を作ります。

脳が「快の状態」で強化されていれば、人間の直感や整理能力は上がり、問題解決能力もアップします。先述の例で言えば、戦闘力が上がったり、それこそ〝界王拳〟を手に入れるようなものです。

これがあるからこそ、困難があっても問題を解決し、目標を達成するまで壁を乗り越え続けることができるのです。

さらに、他者との関係性の中で自分1人だけの力ではなく、自分の力+他者の力を借りてでも、達成するまでやり続けられる人間になれるのです。

パートⅡ

第5章

超回復力が身につく4つのトレーニング（実践編）

トレーニング1　初級編 2〜3分　上級編 5分

火の呼吸
生命力をアップさせる

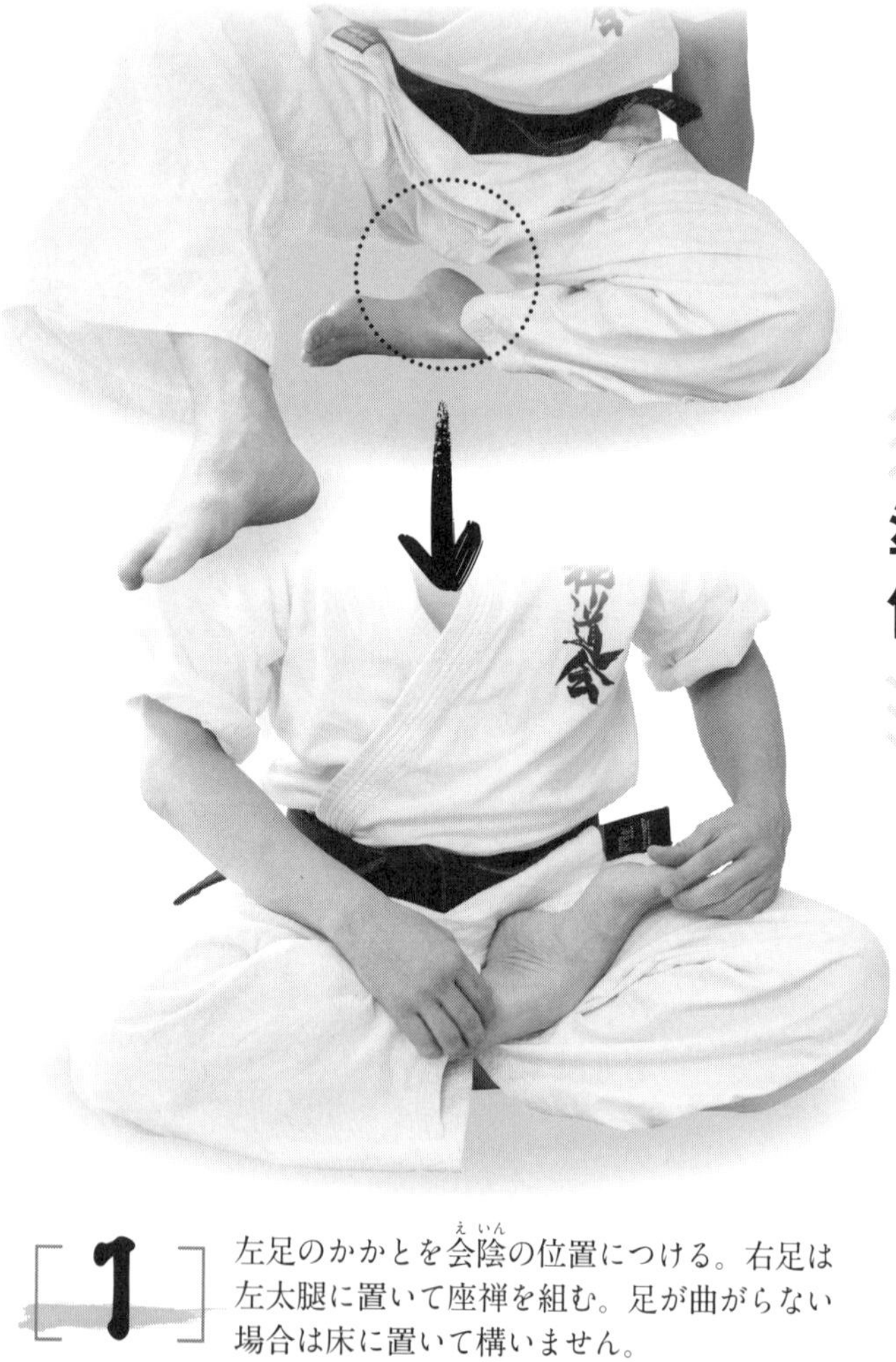

準備

［1］左足のかかとを会陰《えいん》の位置につける。右足は左太腿に置いて座禅を組む。足が曲がらない場合は床に置いて構いません。

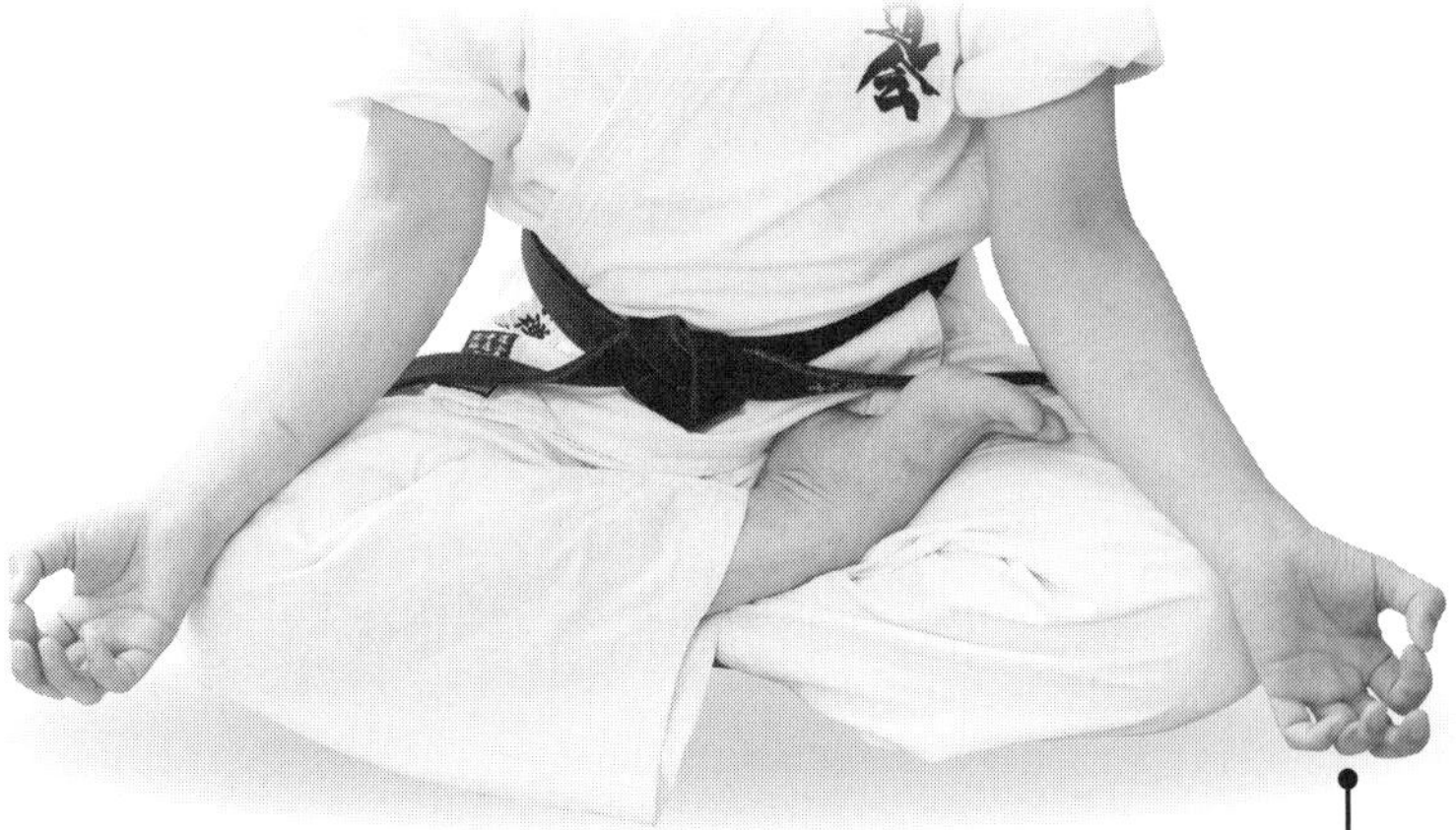

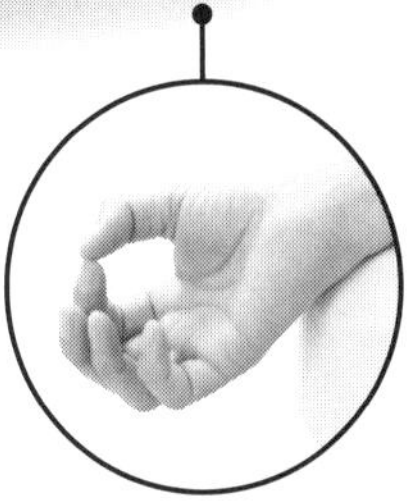

2

親指と人差し指で「OKマーク」のように輪を作る。腋を締めて、手のひらが少し外側に向くようにして手首を膝に置く。指を外側に向けることで、自然と肩の力が抜けます。

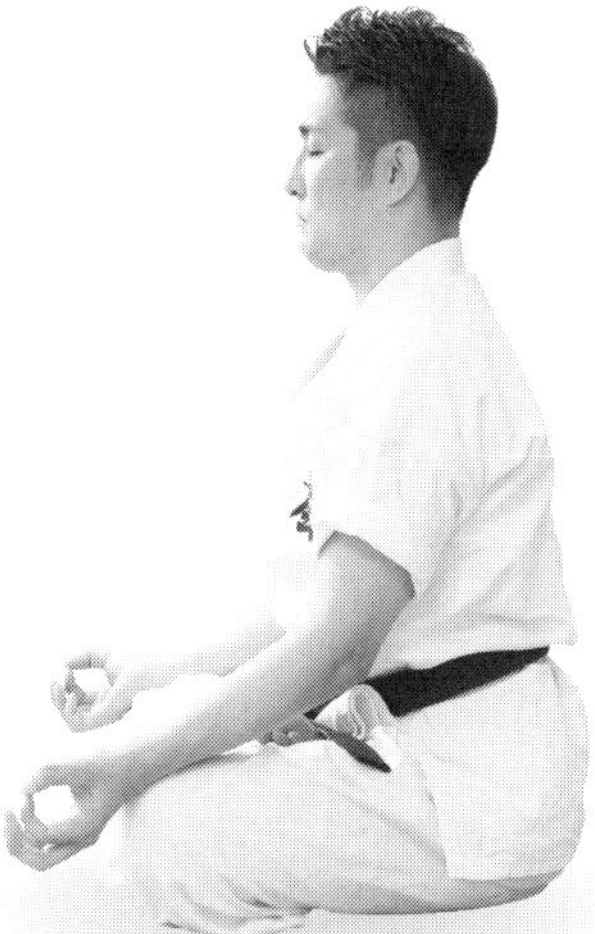

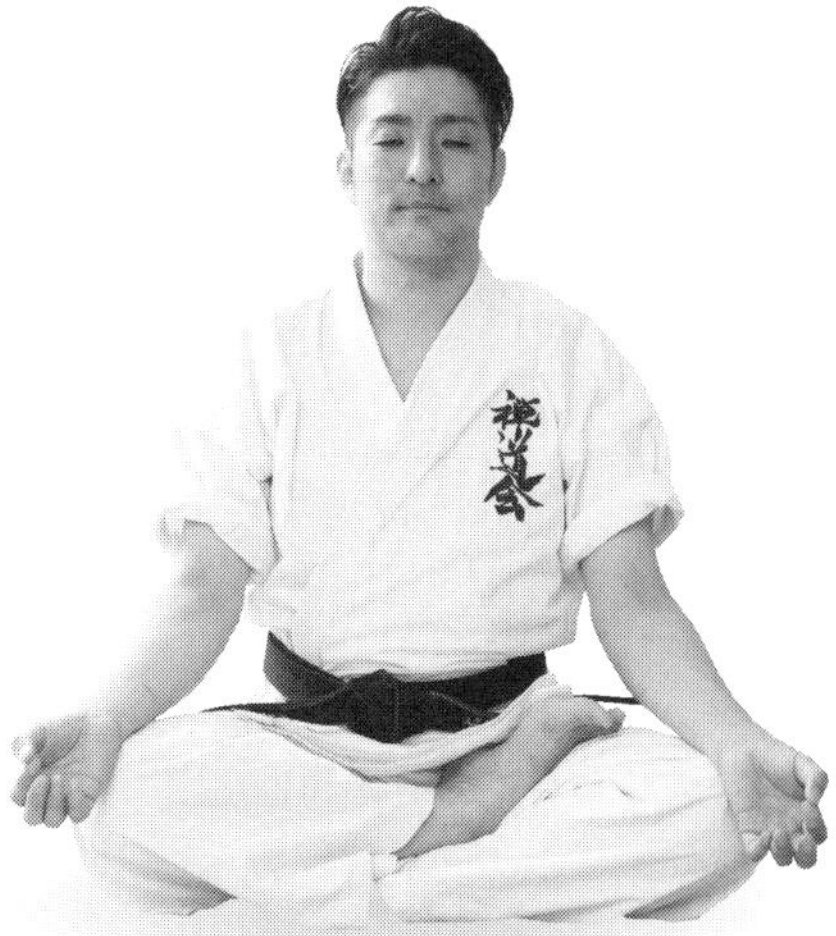

3

頭頂部から紐が出ていて、それが上に引っ張られているようなイメージで背筋を伸ばす
(鏡餅のように、体の上に頭を乗せるイメージ)。

手順

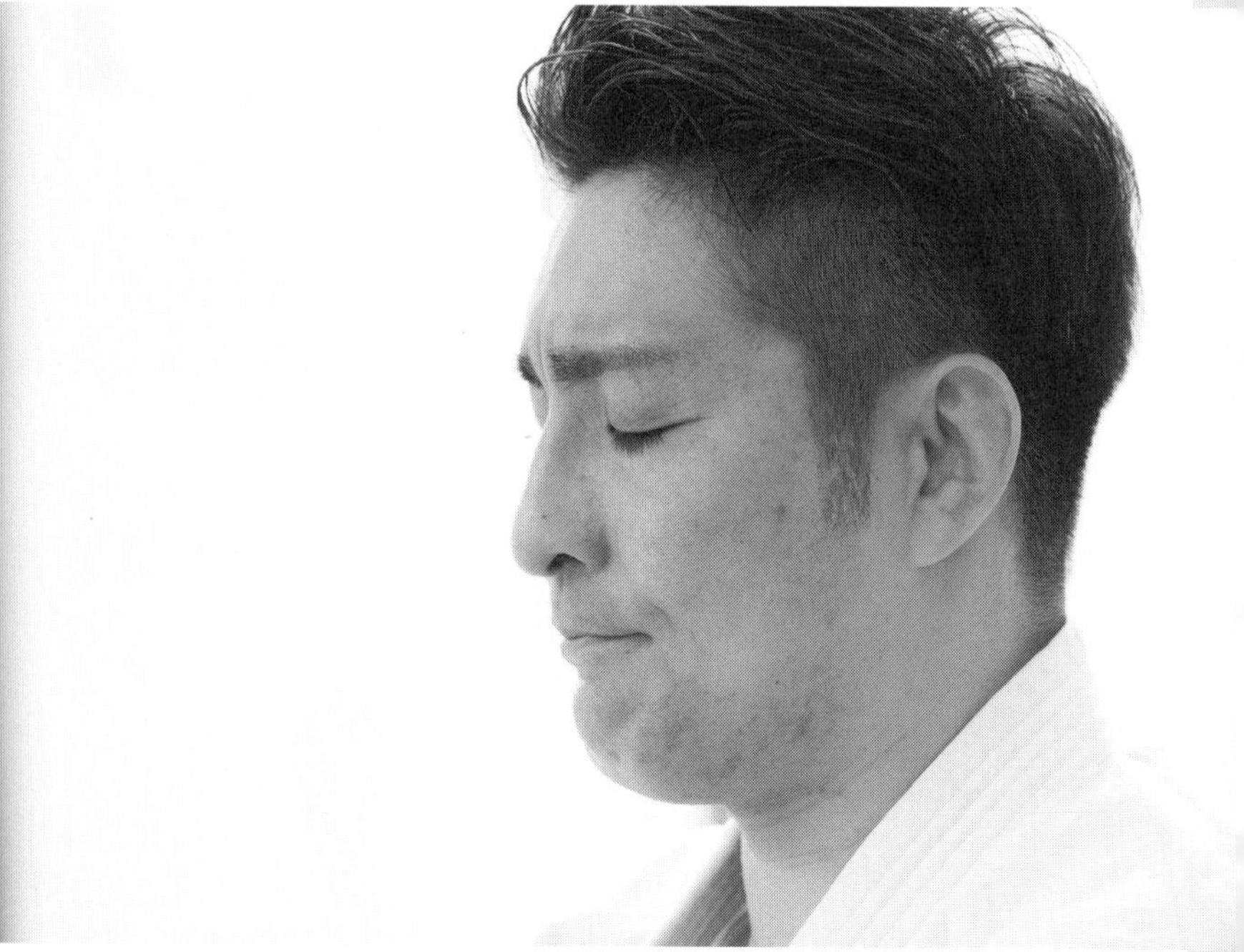

1

呼吸はすべて鼻から行う。手順は「呼気（吐く）→吸気（吸う）」で行う。

2

呼気のときにはお腹がへこみ、吸気のときにはお腹が膨らむようにして、１秒間に２～３回のペースで３～５分、ポンプのように呼吸を行う。「吐くこと」を意識すると自然と吸えるようになって、無理なくできます。

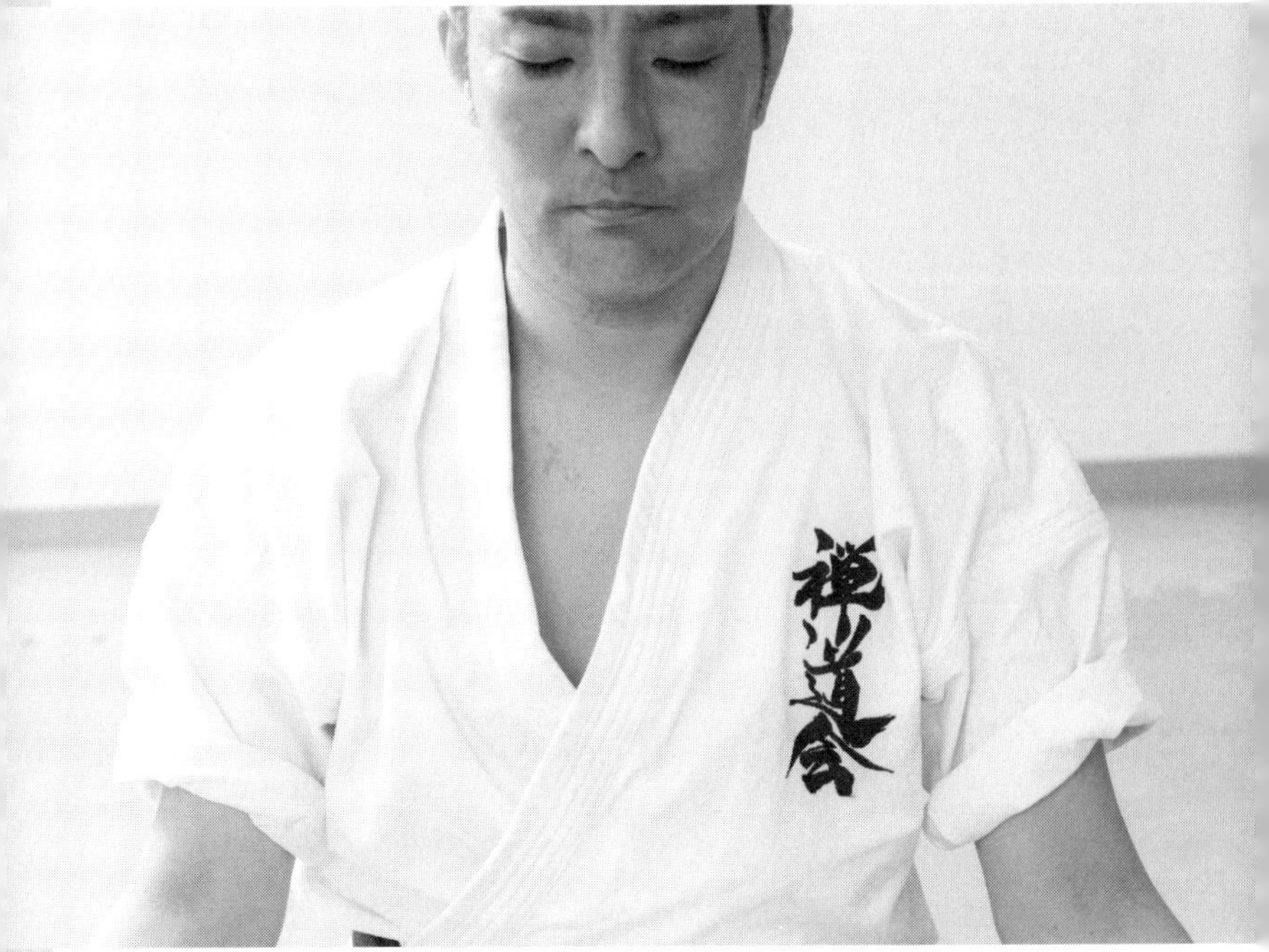

[3]

呼吸をしているときは眉間＝第6チャクラを意識する。

[4]

呼吸が終わったら大きく息を吸い、お尻の穴を閉めて、8秒間、息を止める。さらに8秒かけて息をゆっくりと吐き、最後にお尻の穴を閉める。

トレーニング2

無双拝

社会性・協調性を身につける

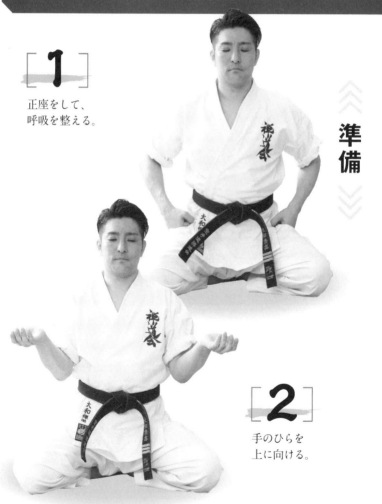

準備

1

正座をして、
呼吸を整える。

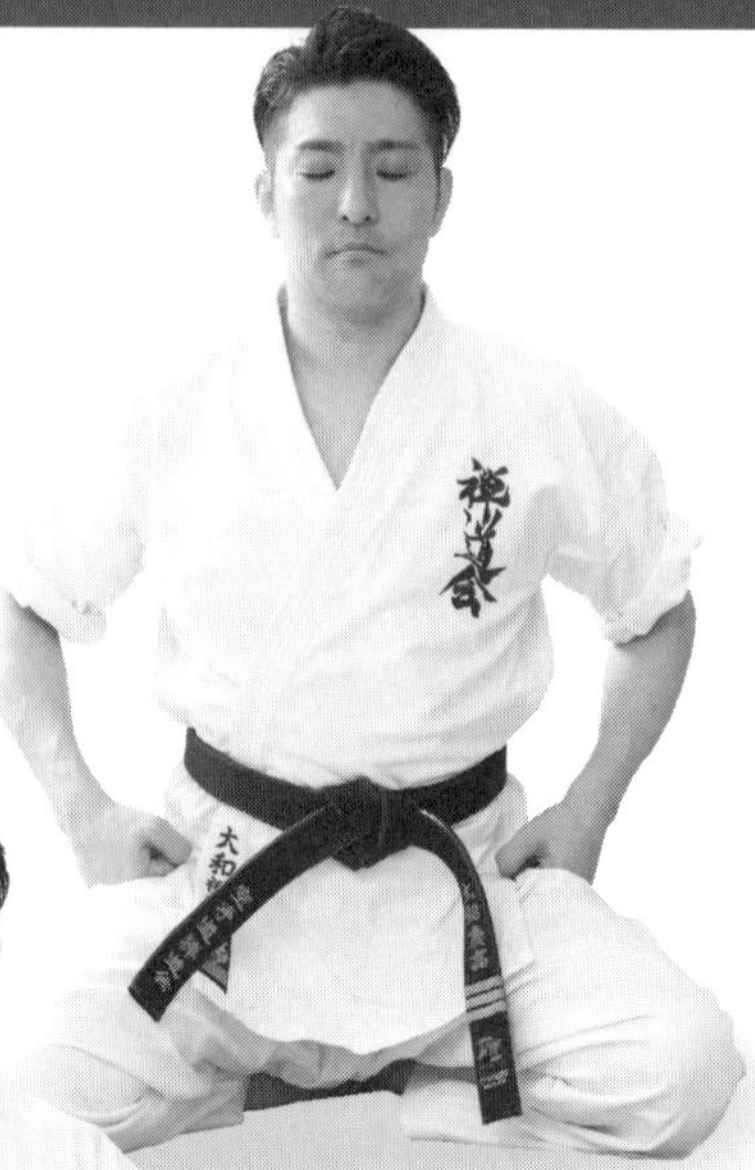

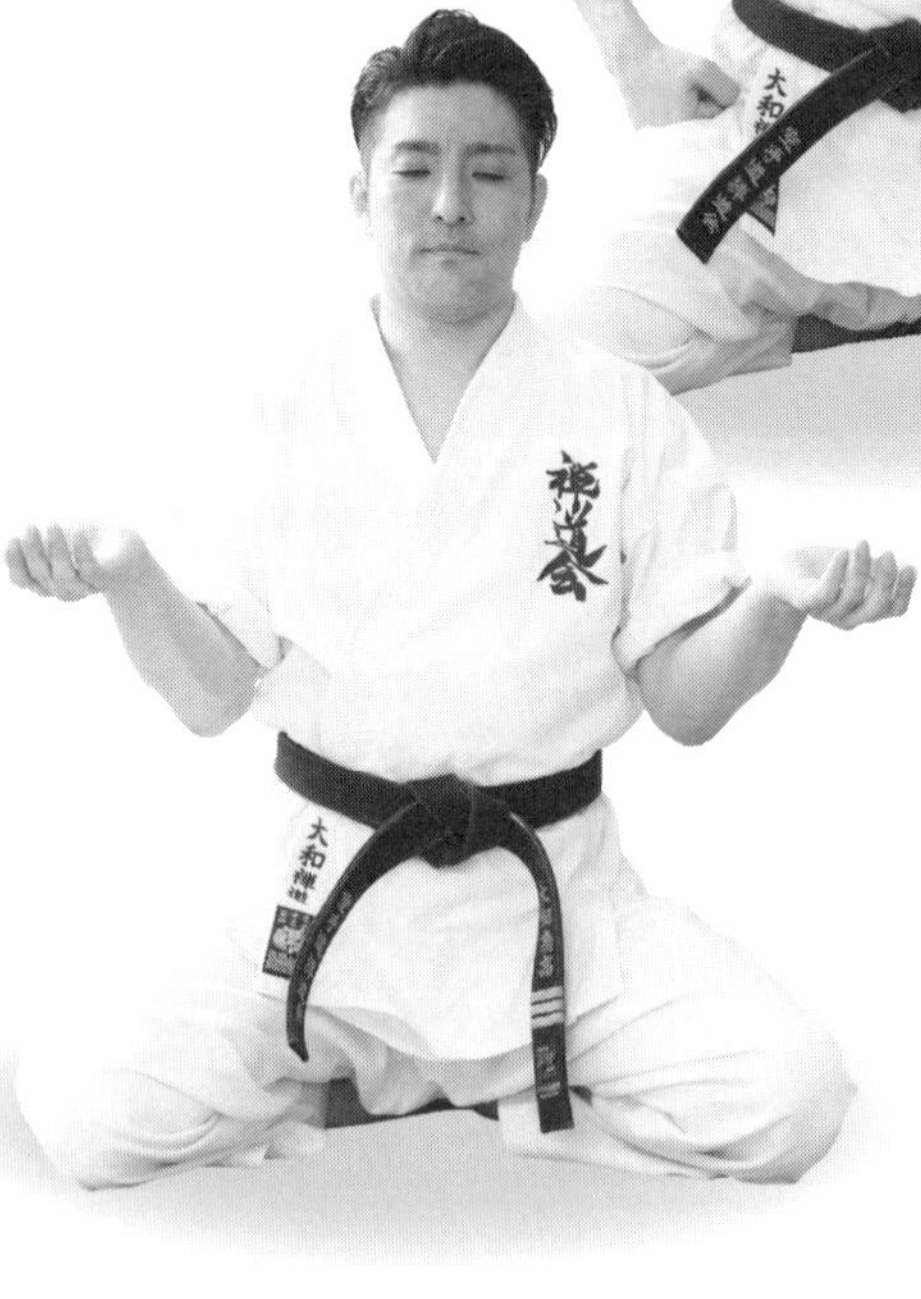

2

手のひらを
上に向ける。

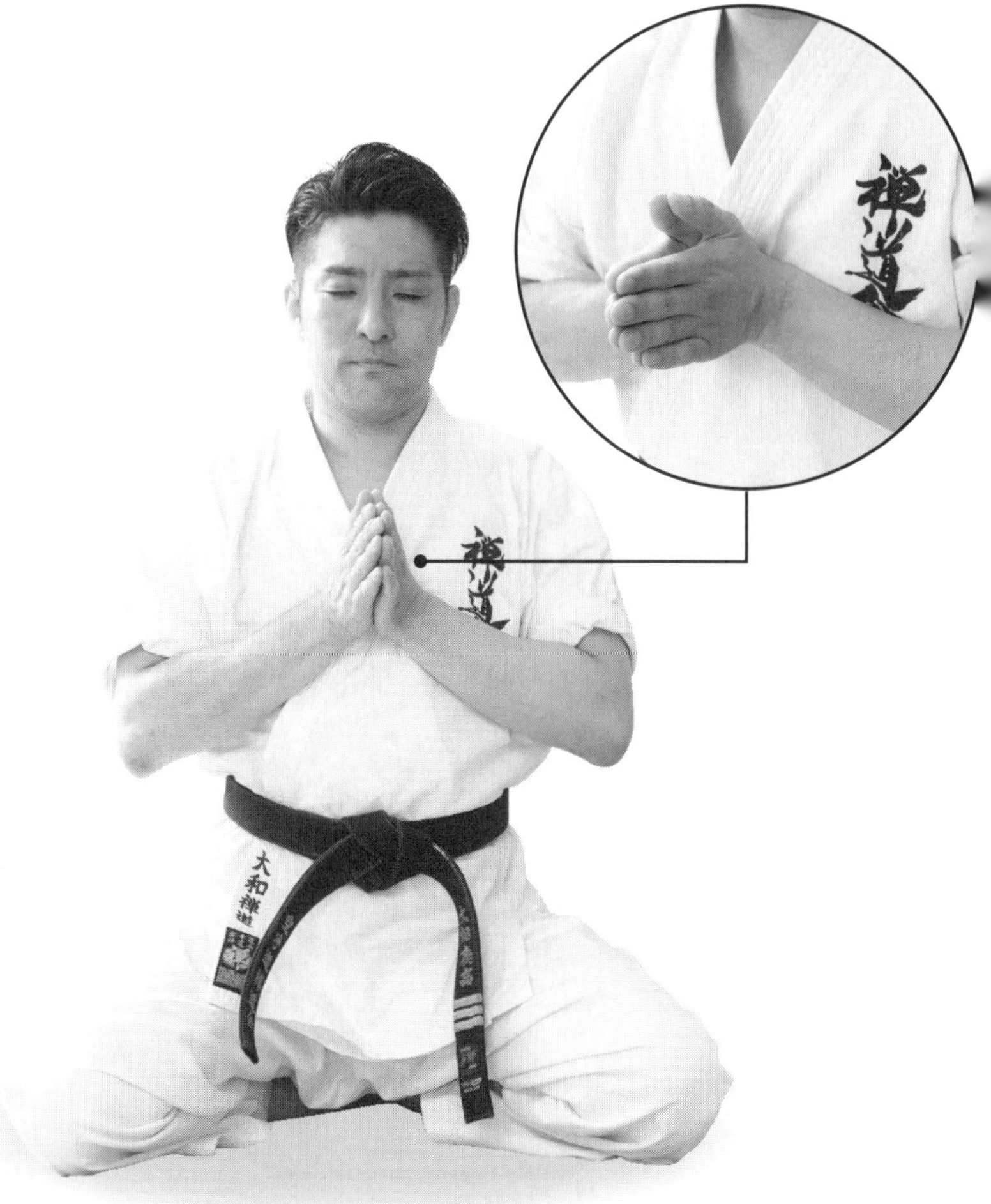

3 両手を合わせて、みぞおちの上(心臓の辺り)
に持っていく。

手順

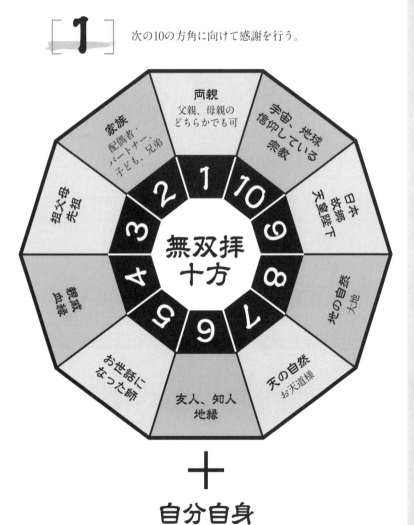

1

次の10の方角に向けて感謝を行う。

2

それぞれ1人ずつ感謝する相手を決め、「●●(名前)さん、ありがとう」と感謝の拝みを5回ずつ行う。

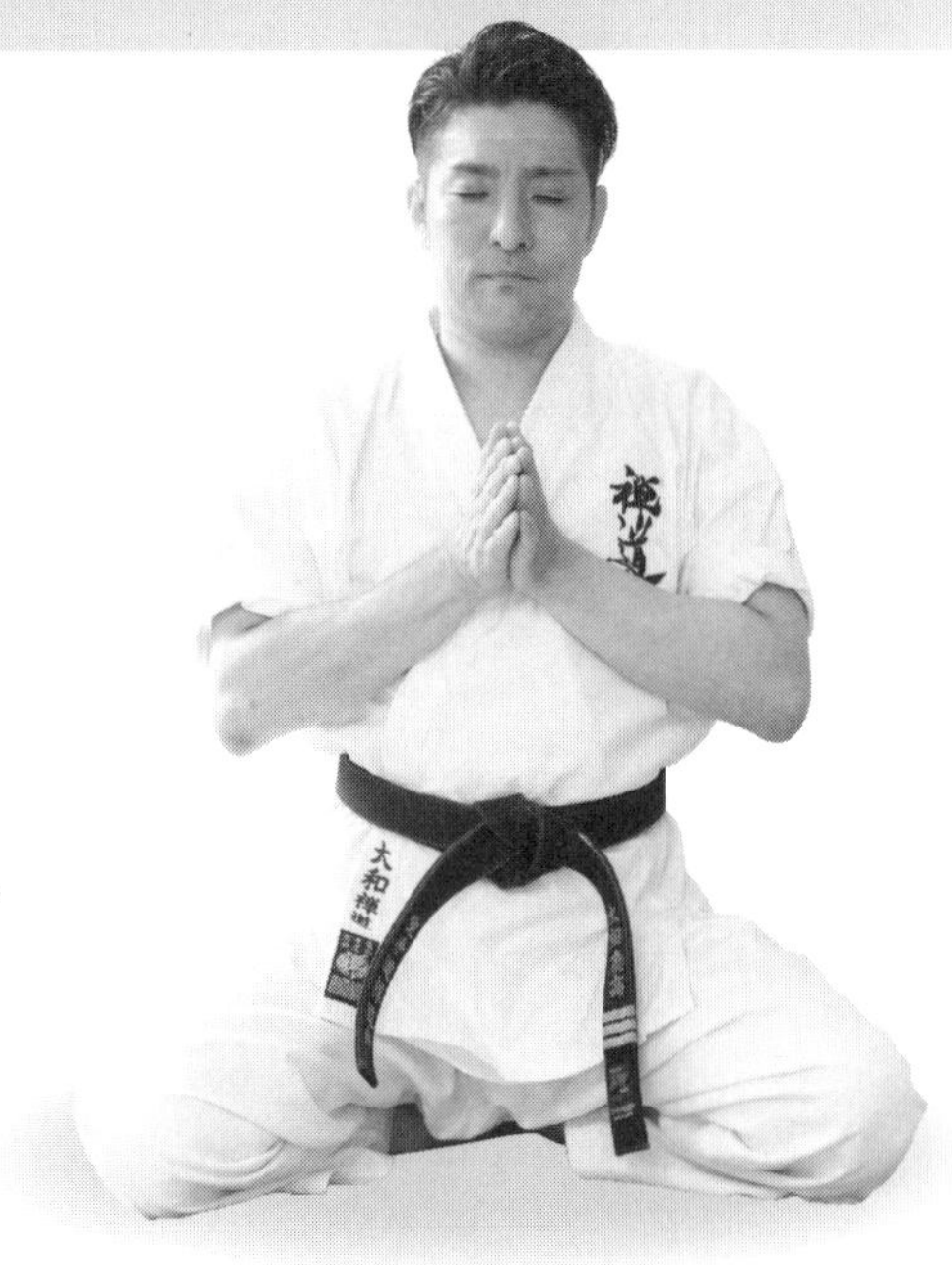

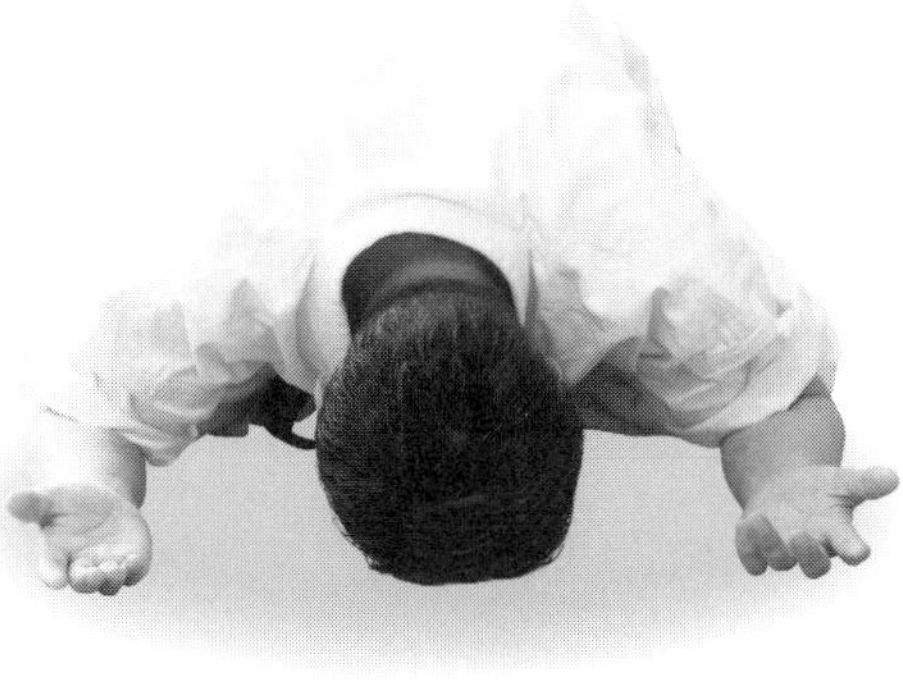

3

すべての感謝が終わったら、額と手を床につける。手は「手の甲」側を床につける。

ポイント

- 正座がむずかしい人は、椅子に座って行っても構いません。
- 拝むときに大きな声を出す必要はありません。つぶやく程度で構いません。
- 家族、親族などの複数人の人物が存在するものについては、特定の誰か1人で構いません。ただし、決めた人は変えないようにしてください。

トレーニング3

武道トレーニング

昨日より強い自分になる

武道トレーニングは「ストレッチ」「空手の稽古」「筋トレ」の３つがあります。

ストレッチ

P165

一般的には柔軟運動や準備運動、痛み取り的な運動だと思われているかもしれませんが、本書でのストレッチは体幹を鍛え、姿勢維持力をアップさせるための筋トレの一部です。

空手の稽古

P168

本書では基本稽古を行います。あまり専門的にならないように説明すると、基本稽古や突きや蹴りなどの基本的な練習です。誌面ではシンプルな方法を紹介していますが、QRコードから読み込める動画では、よりくわしい動きを見ることができます。

筋トレ

P179

一般的な腕立て伏せや腹筋などですが、これも体幹と姿勢維持力を鍛えるために行います。たとえば、腹筋だと腹直筋を鍛えるためではありませんし、腕立て伏せも大胸筋や上腕二頭筋を鍛えるためではありません。ボディビルダーになるためではなく、強くなるためのトレーニングです。

ストレッチ

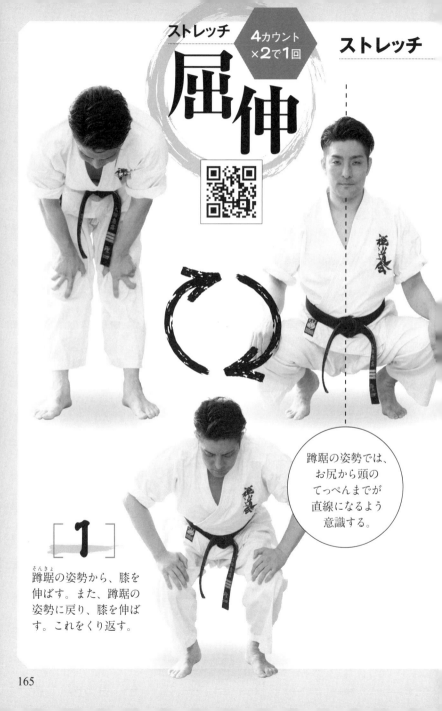

4カウント×2で1回

屈伸

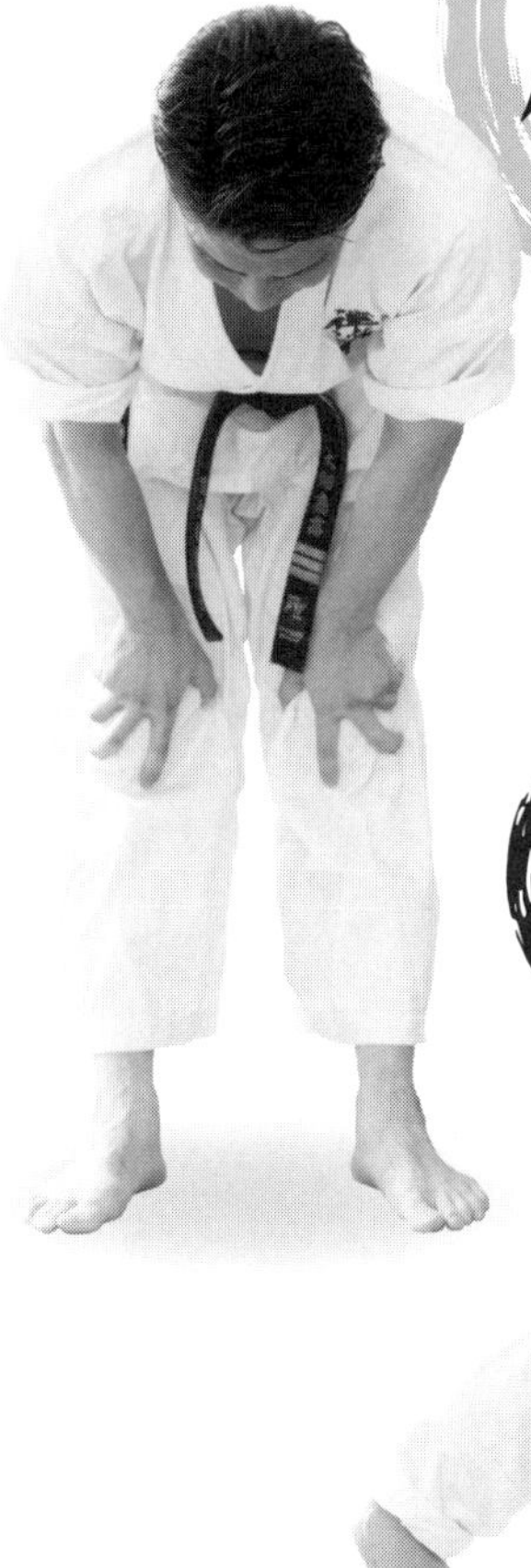

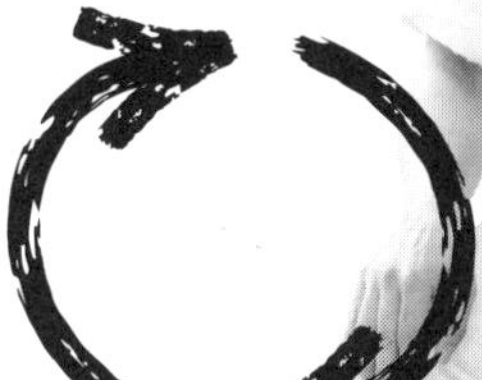

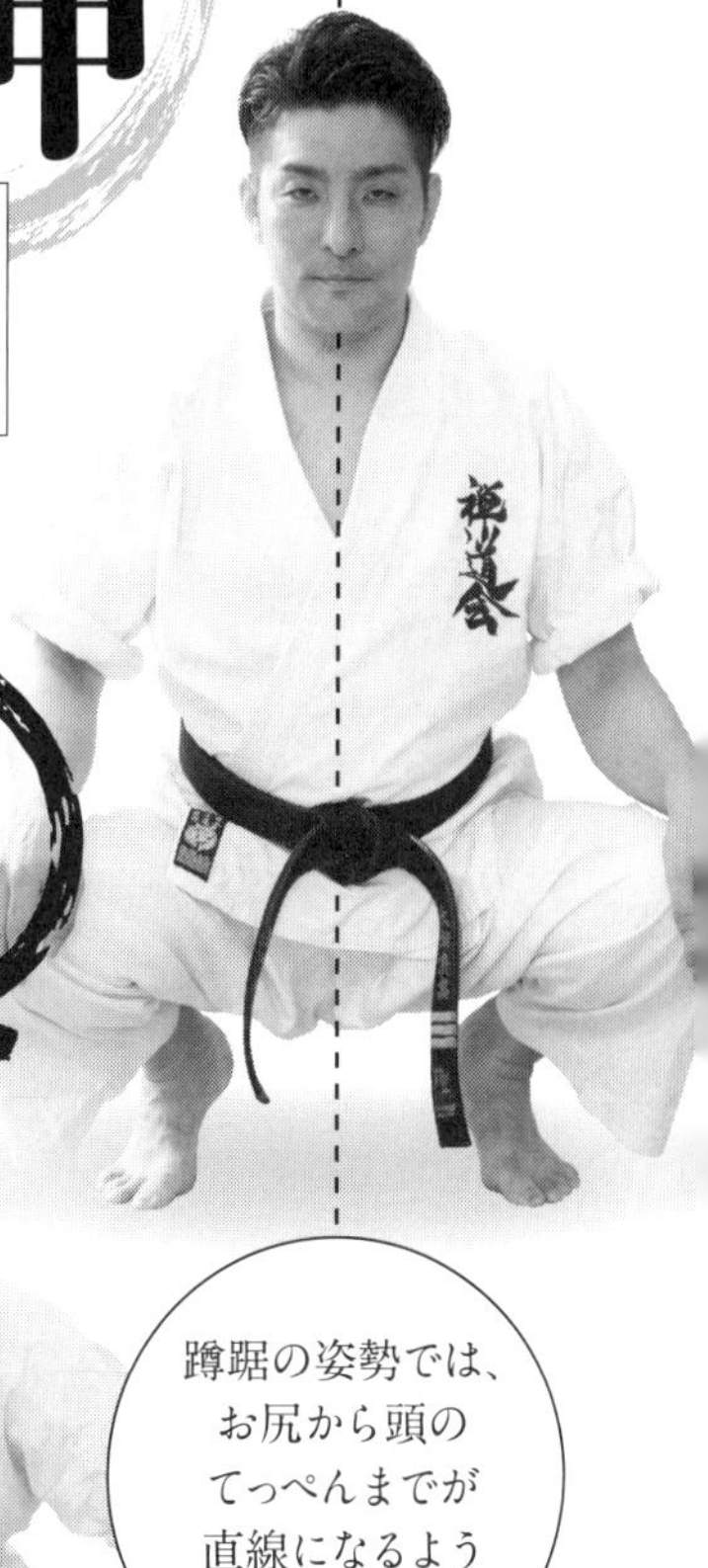

蹲踞の姿勢では、お尻から頭のてっぺんまでが直線になるよう意識する。

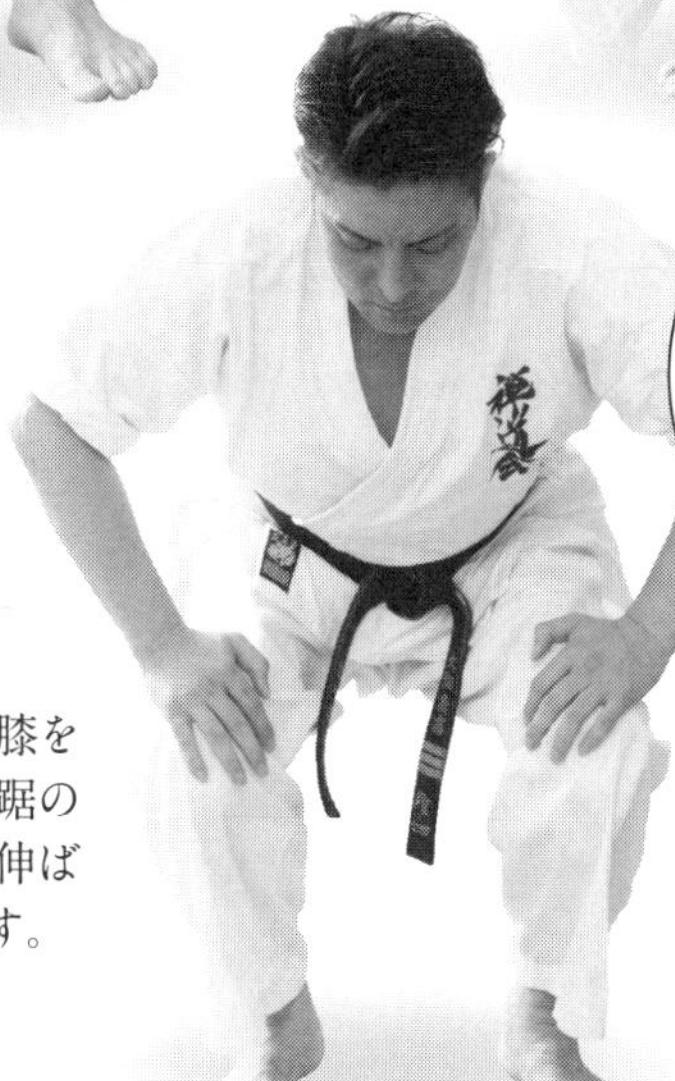

1

蹲踞《そんきょ》の姿勢から、膝を伸ばす。また、蹲踞の姿勢に戻り、膝を伸ばす。これをくり返す。

伸脚 ストレッチ

4カウント
×左右で1回

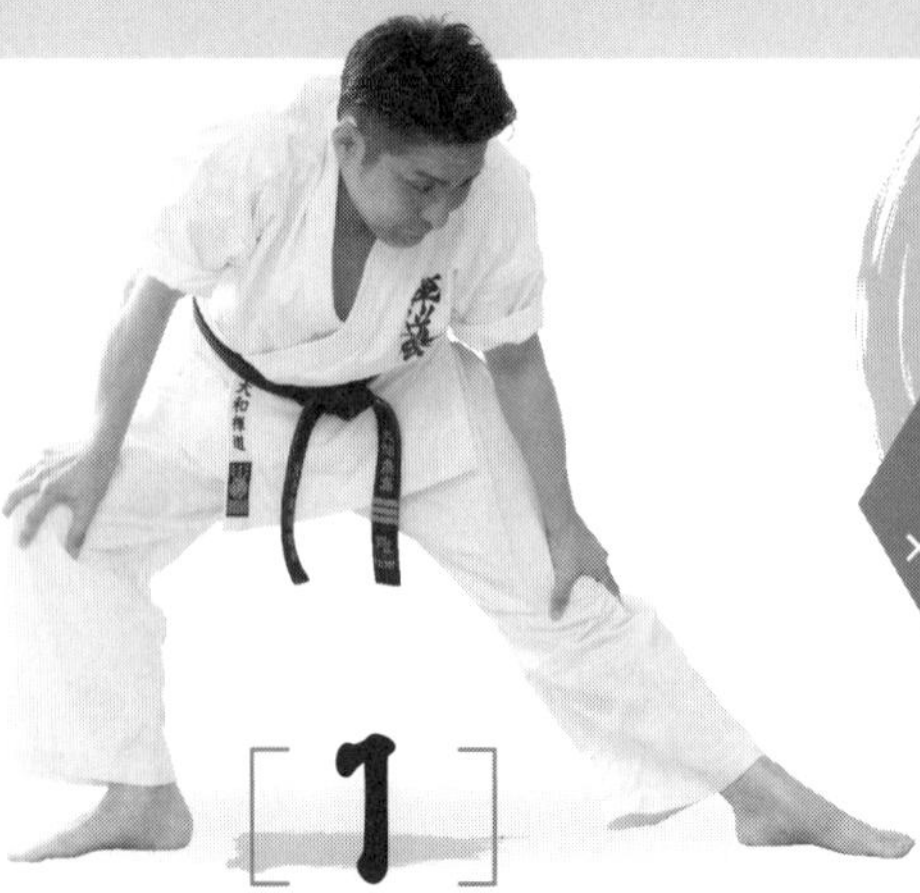

[1]

膝を曲げ、両足を横に開く。
両足が一直線になるように
意識して股関節を開く。

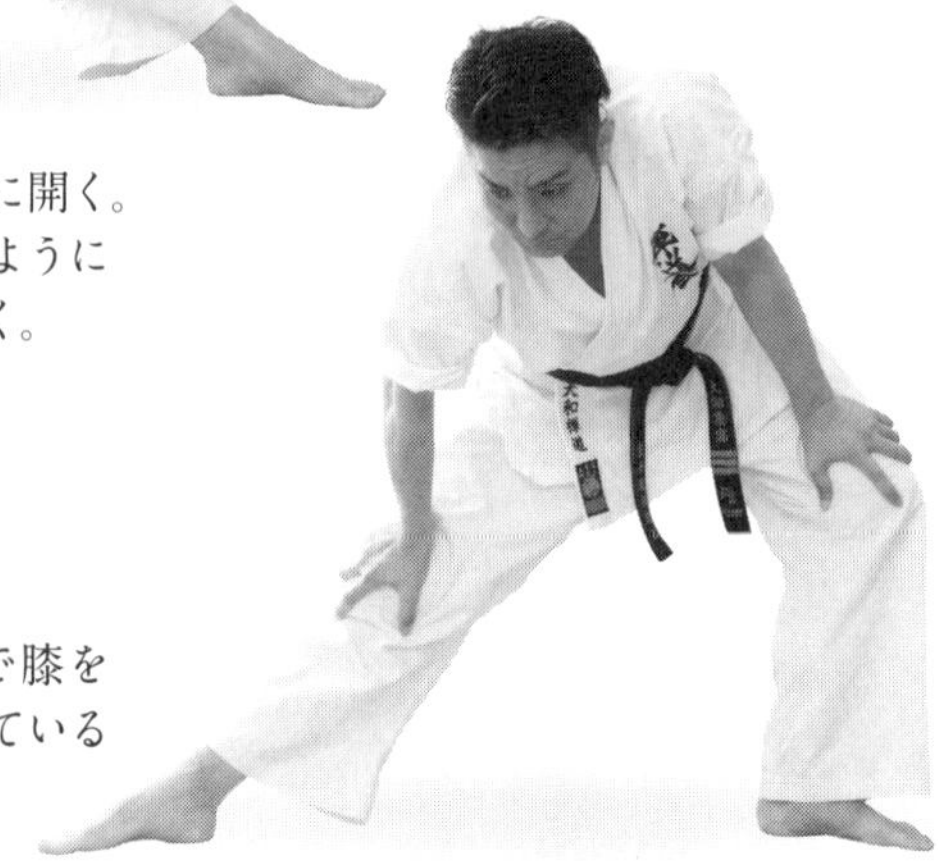

[2]

右足→左足の順番で膝を
伸ばす。背筋が伸びている
ことを意識する。

[3]

深くやるとき
も、同様に行
う。深呼吸を
しながら行う。

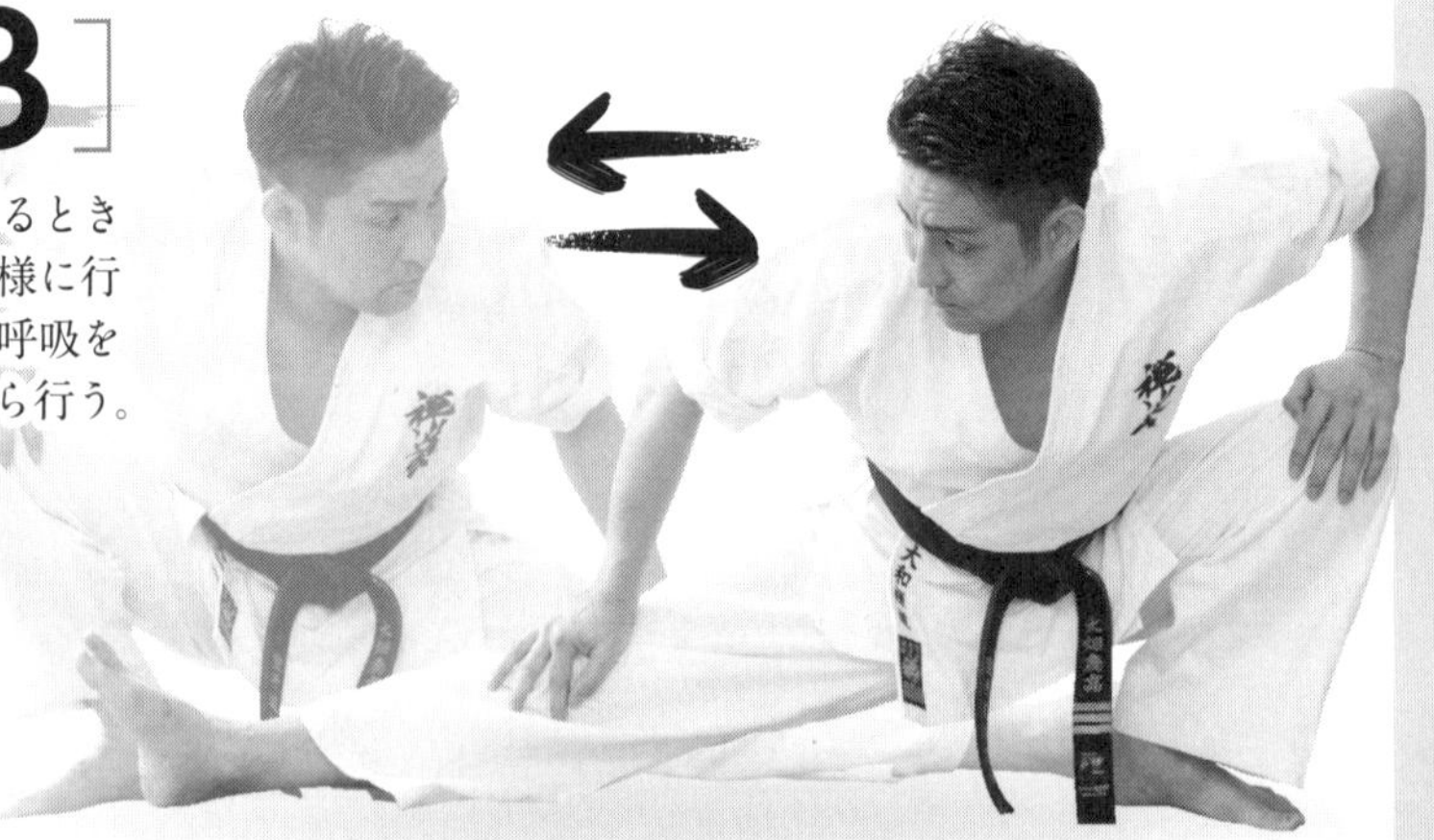

ストレッチ

開脚

8カウントで1回

1

床に座り、両足を“自分のできる範囲”で開く。

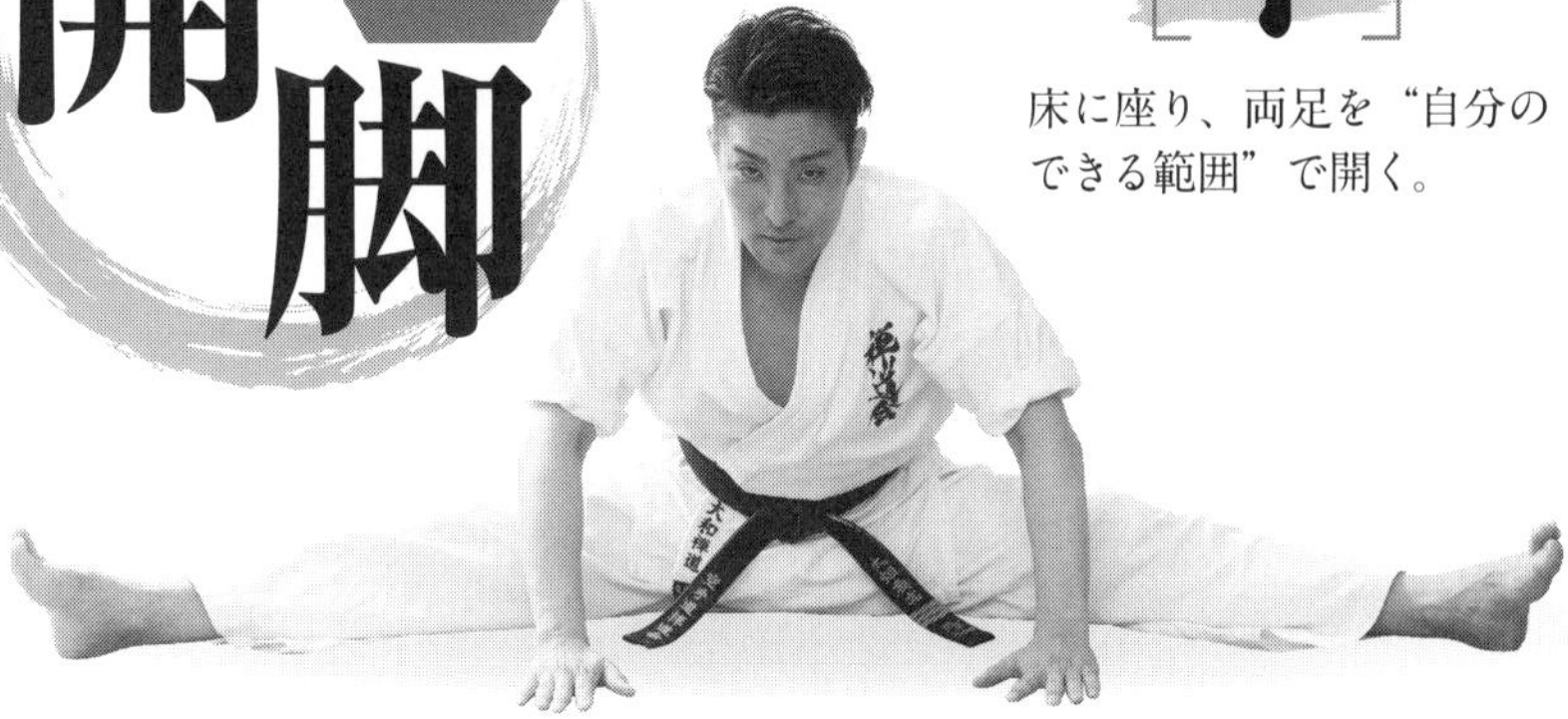

2

上体を起こした状態で息を吸って、息を吐きながら前に体を倒す。

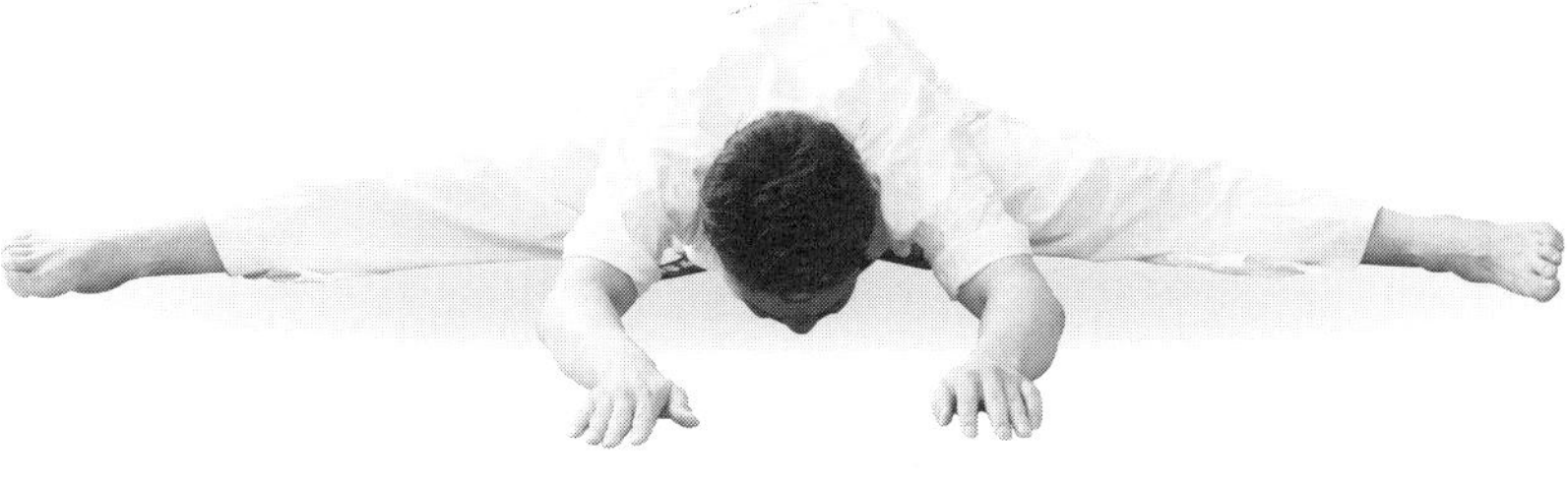

3

右→左の順番で同様に体を倒す。できるだけ背筋を伸ばすことを意識する。

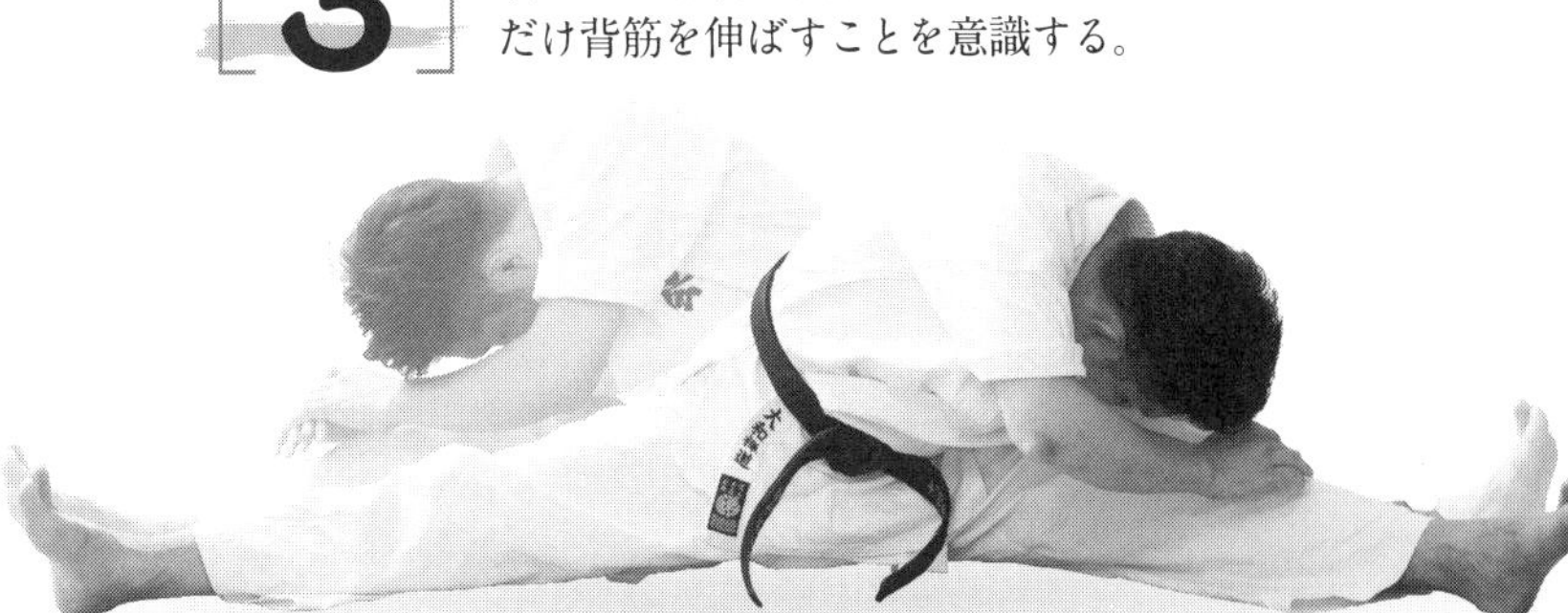

基本の構え

足を内側に締め、両腕を上げて、左足を半歩前に出す。上げた腕をそのまま下ろして顎の高さで拳を作って「構え」をとる。

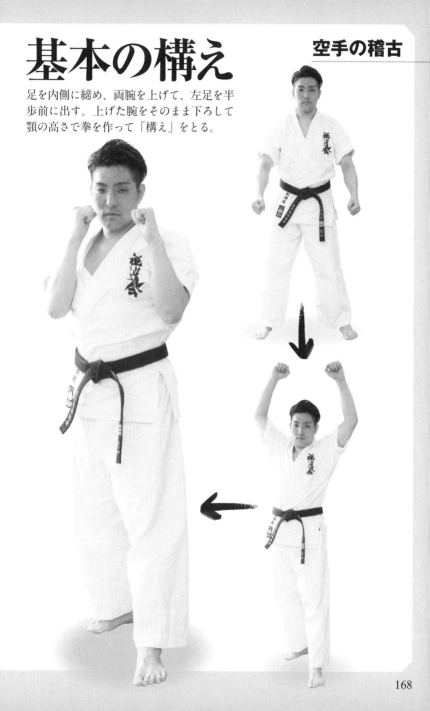

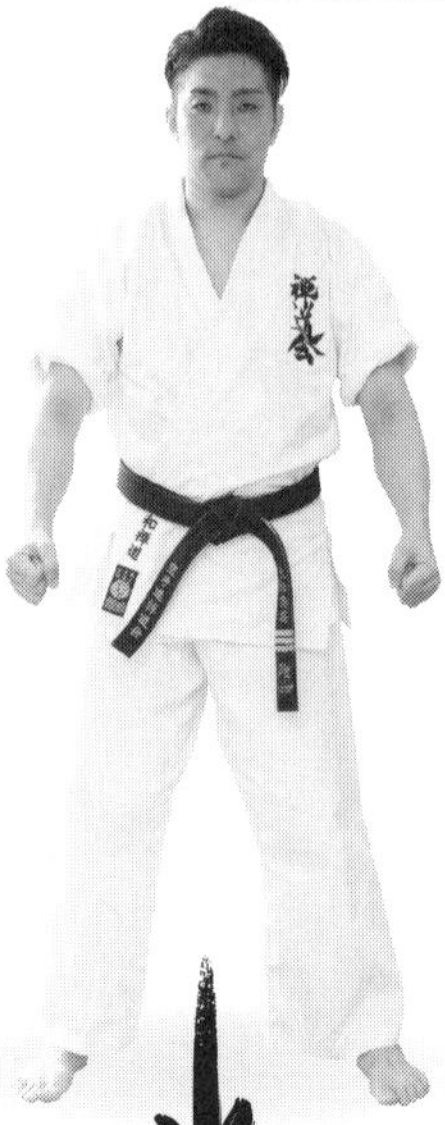

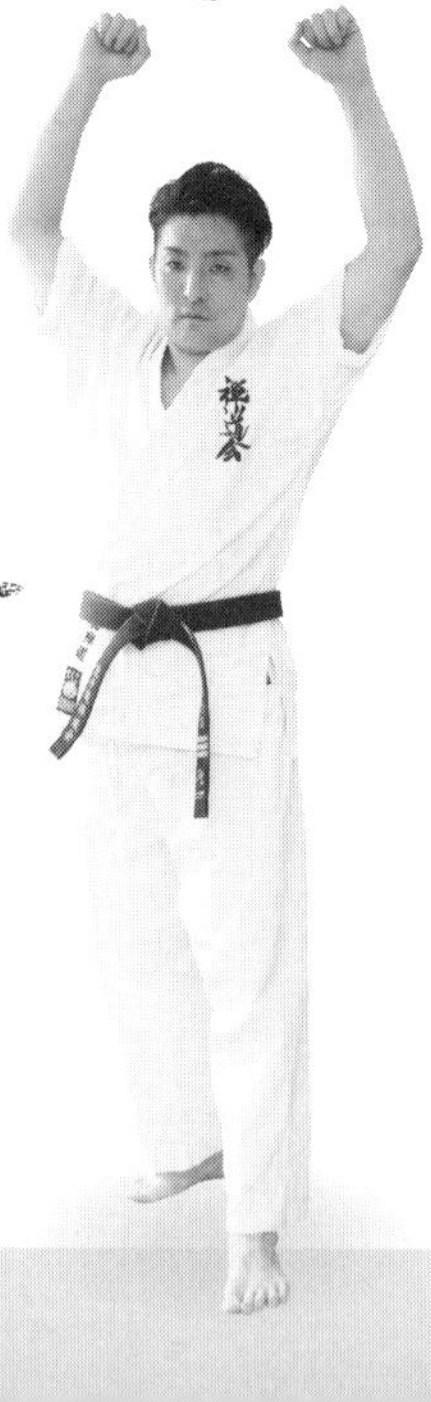

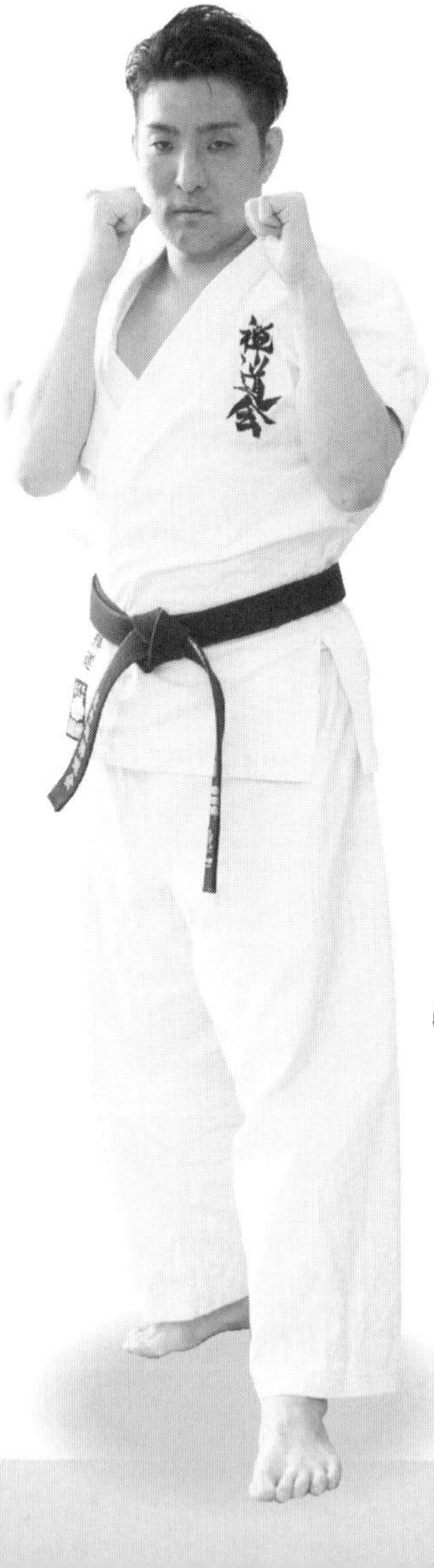

空手の稽古

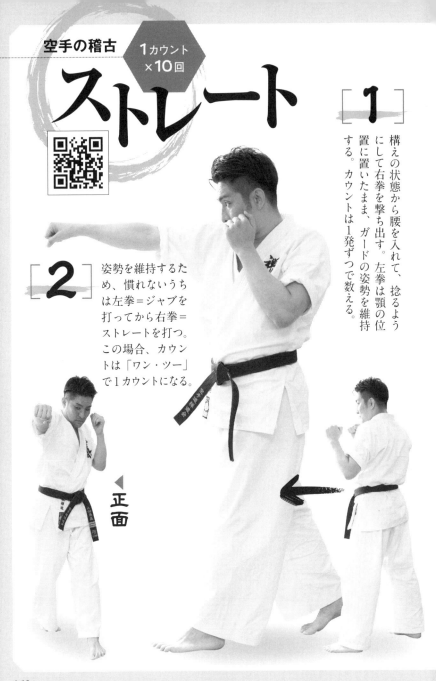

1カウント×10回

ストレート

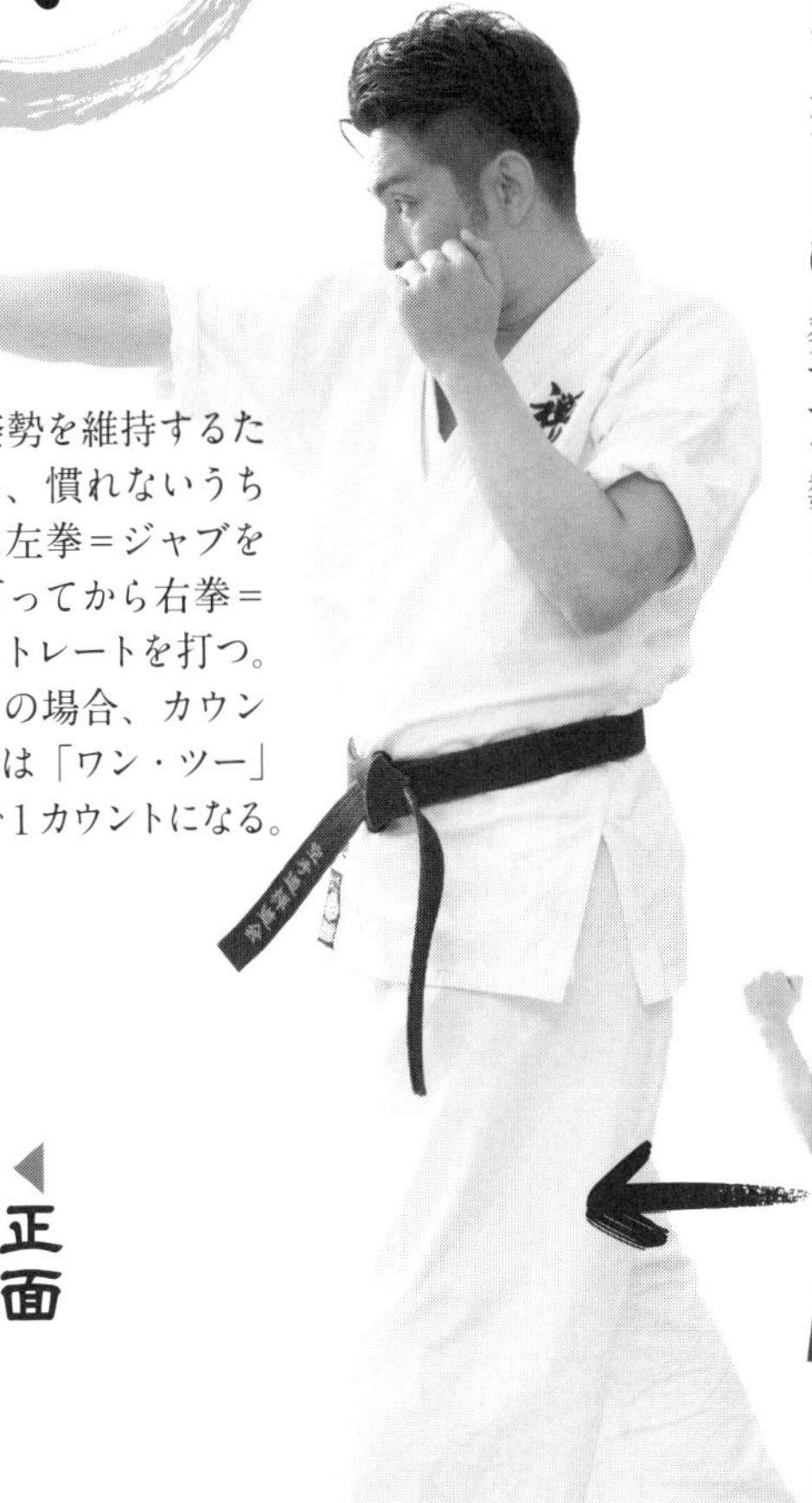

[1]

構えの状態から腰を入れて、捻るようにして右拳を撃ち出す。左拳は顎の位置に置いたまま、ガードの姿勢を維持する。カウントは1発ずつで数える。

[2]

姿勢を維持するため、慣れないうちは左拳＝ジャブを打ってから右拳＝ストレートを打つ。この場合、カウントは「ワン・ツー」で1カウントになる。

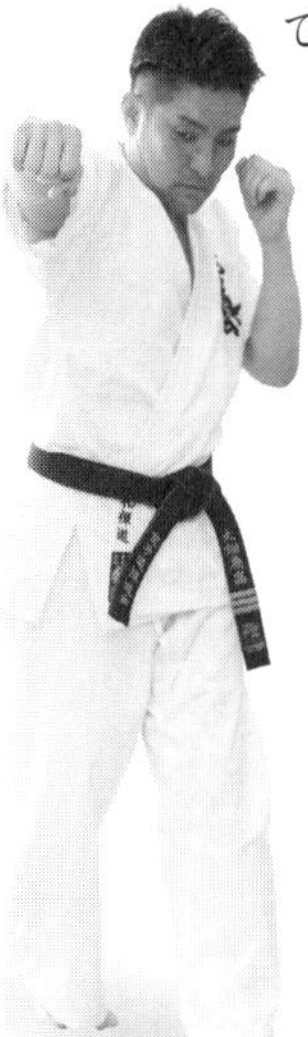

◀正面

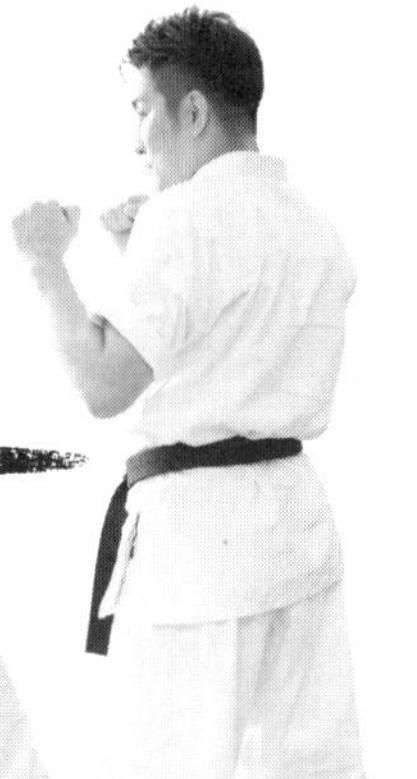

空手の稽古

フック

1カウント×10回

1

構えの状態から腰を入れて、捻るようにして右拳を撃ち出す。その際、横から相手の顎を狙うイメージでスウィングさせる。左拳は顎の位置に置いたまま、ガードの姿勢を維持する。カウントは1発ずつで数える。

▼正面

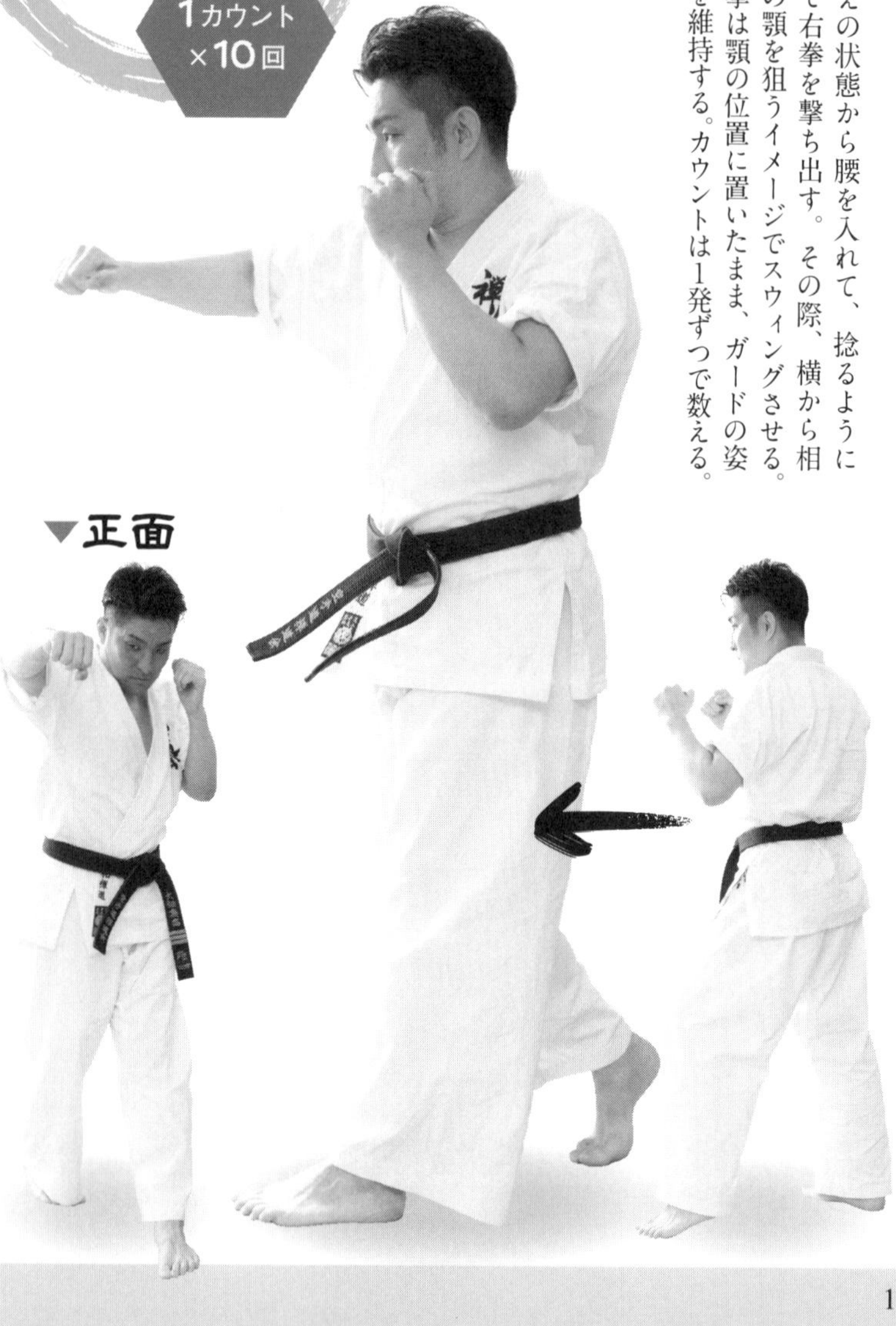

空手の稽古

アッパー

1カウント ×10回

[1]

構えの状態から腰を入れて、相手の顎を下から打ち抜くようにしてパンチを繰り出す。打つときは、腰の力で肘から拳を押し出すようにする。

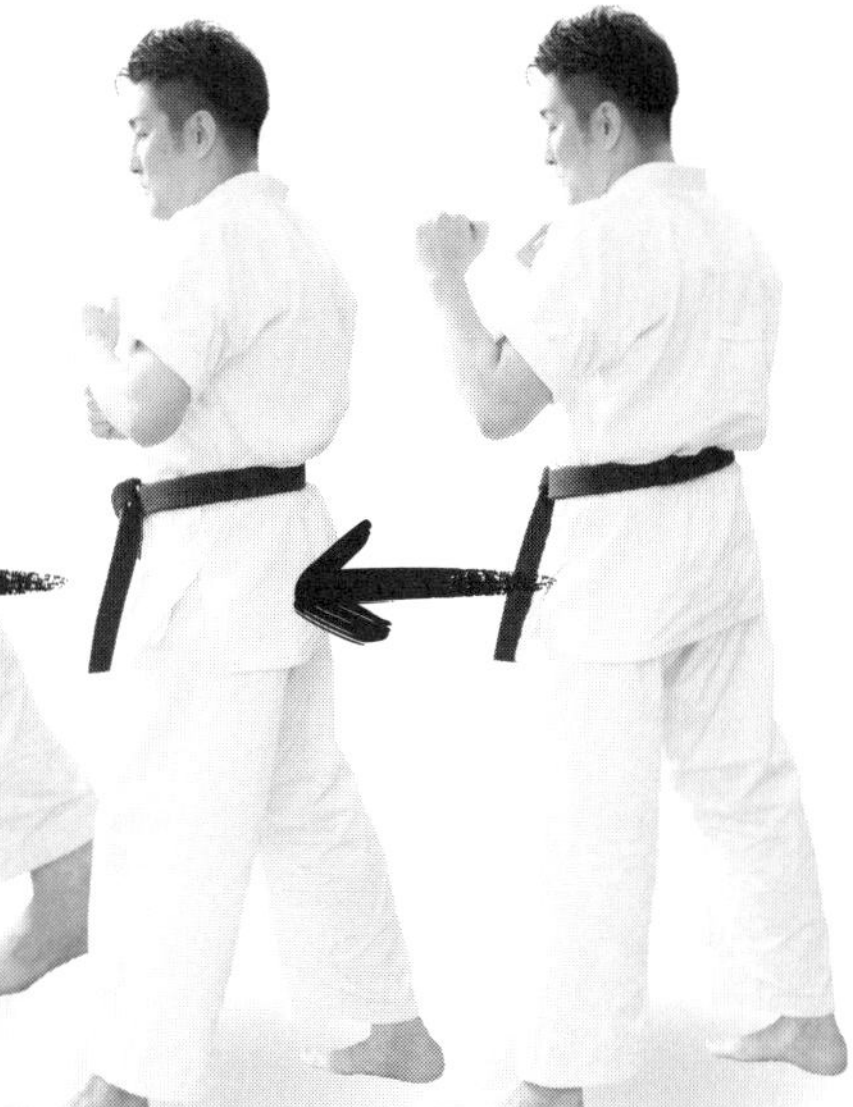

[2]

左右でやるときは、左フックと組み合わせる。

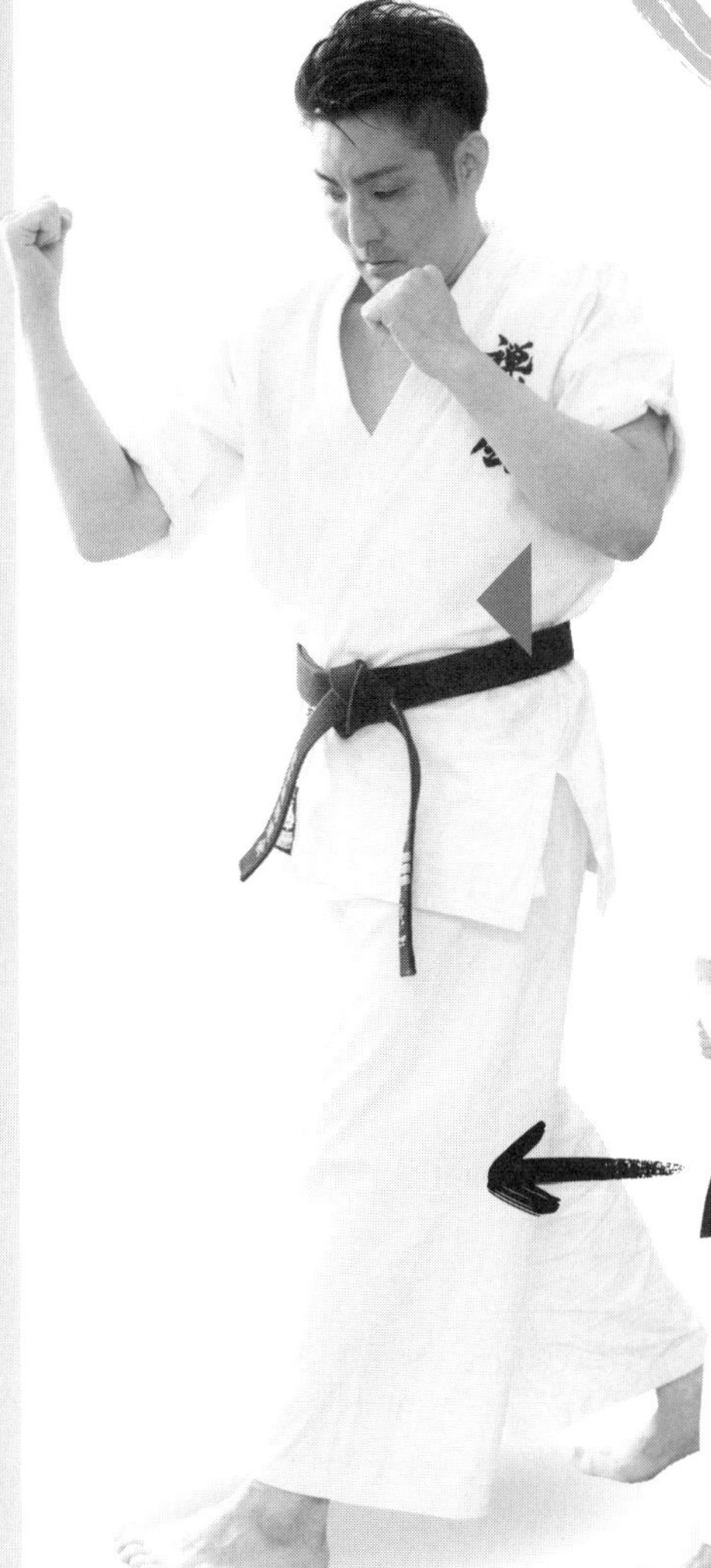

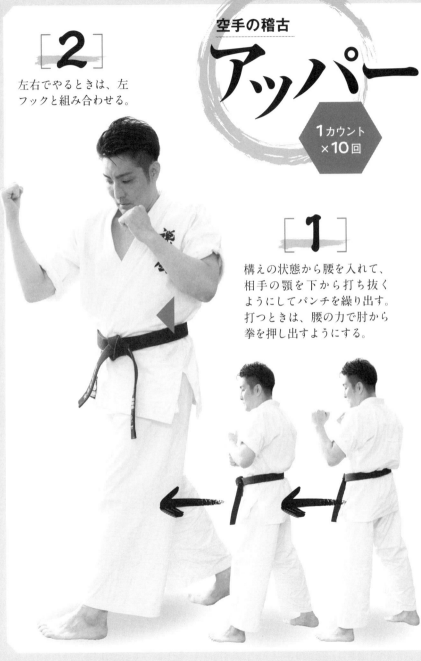

肘打ち

1カウント
×10回

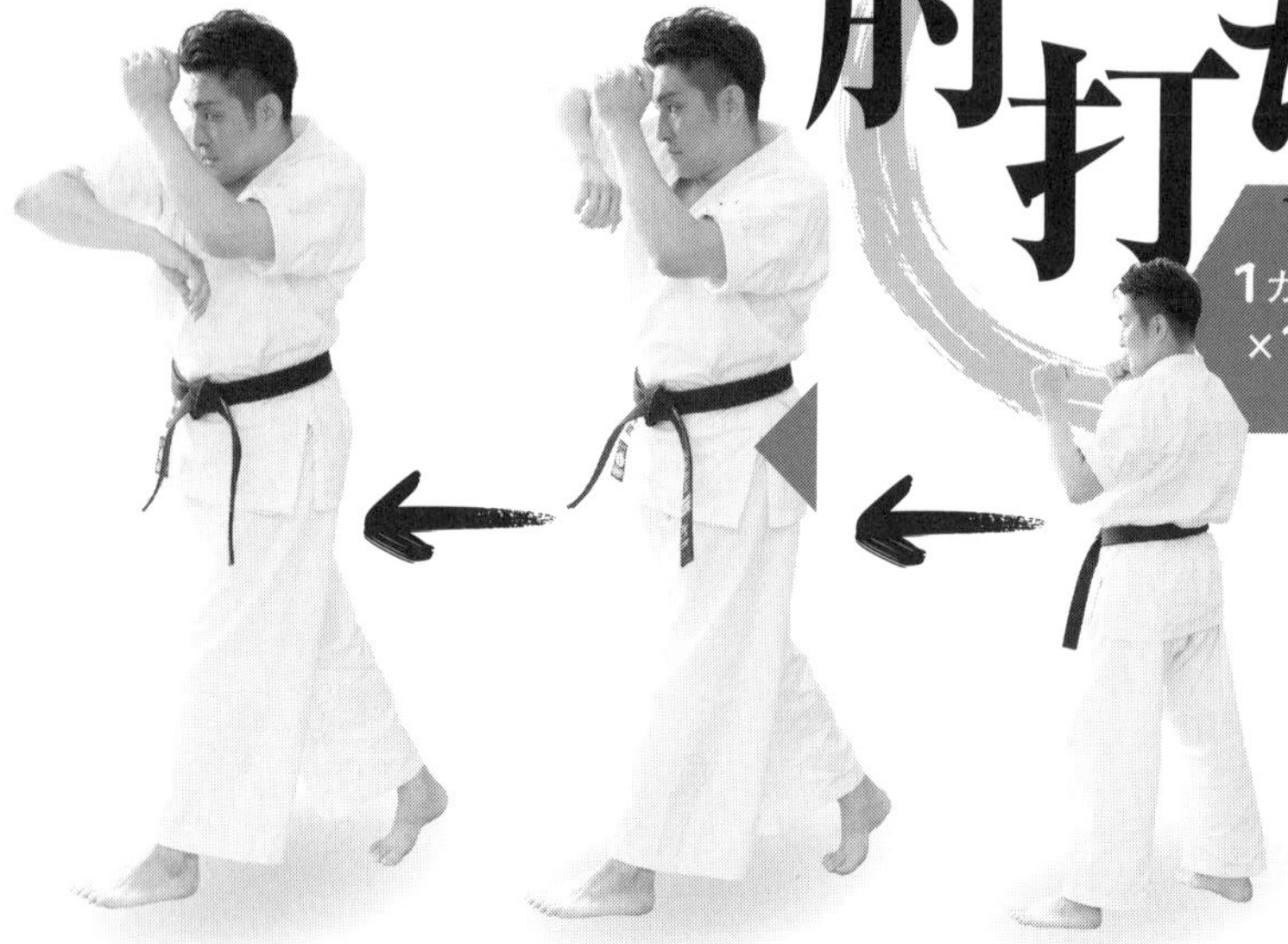

1

構えの状態から、腰を入れると同時に肘を上げ、肘の骨を相手の顔面に叩き込むイメージで打ち下ろす。左拳は顎の位置に置いたまま、ガードの姿勢を維持する。カウントは1発ずつで数える。

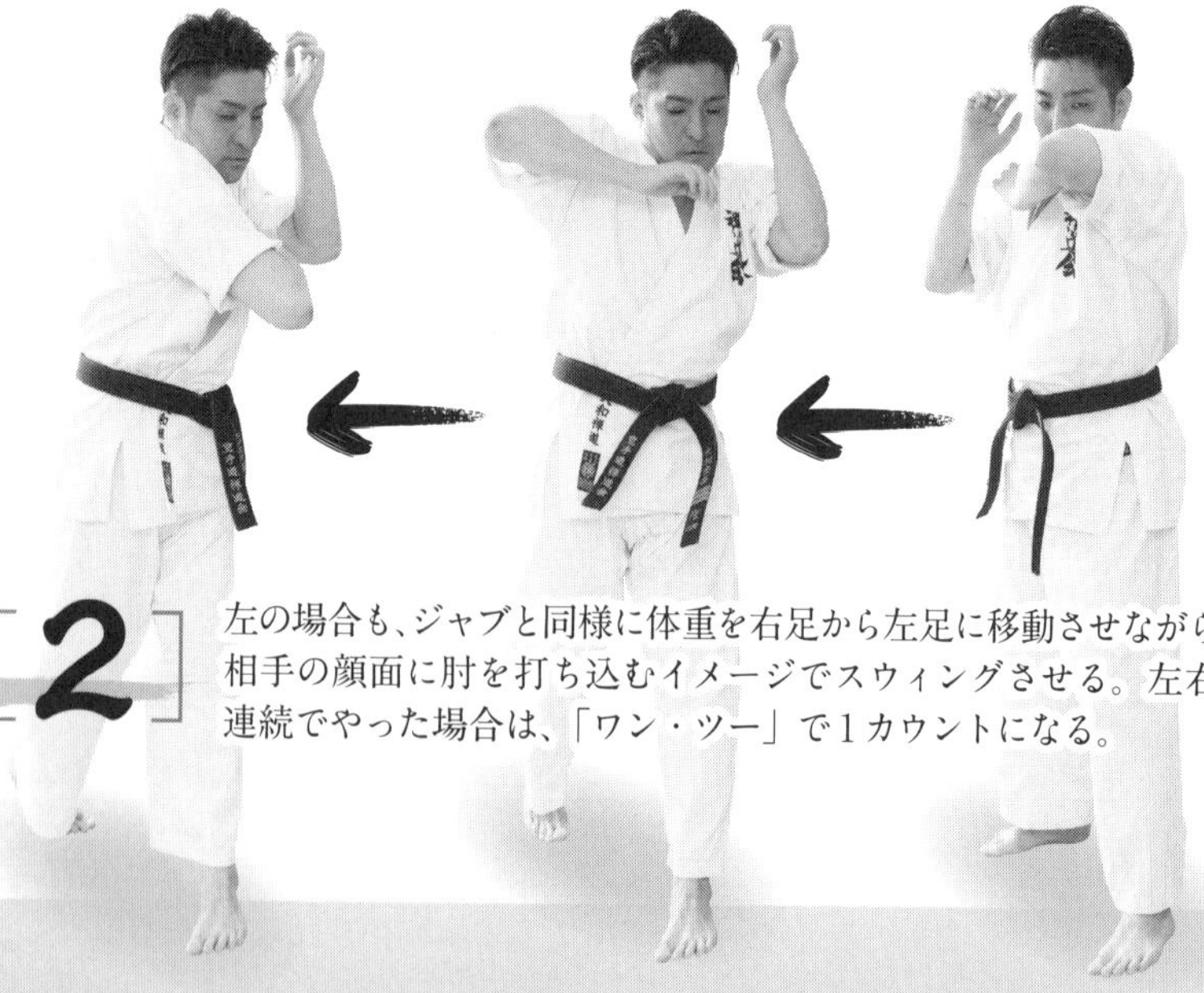

2

左の場合も、ジャブと同様に体重を右足から左足に移動させながら、相手の顔面に肘を打ち込むイメージでスウィングさせる。左右連続でやった場合は、「ワン・ツー」で1カウントになる。

空手の稽古

1カウント ×5回

前蹴り

[1]

構えの状態から腰を入れて前に足を蹴り出す。相手に打ち付ける場所としては「足の付け根＝前足部」を使う。左右連続でやった場合は、左右で合計10回やる。

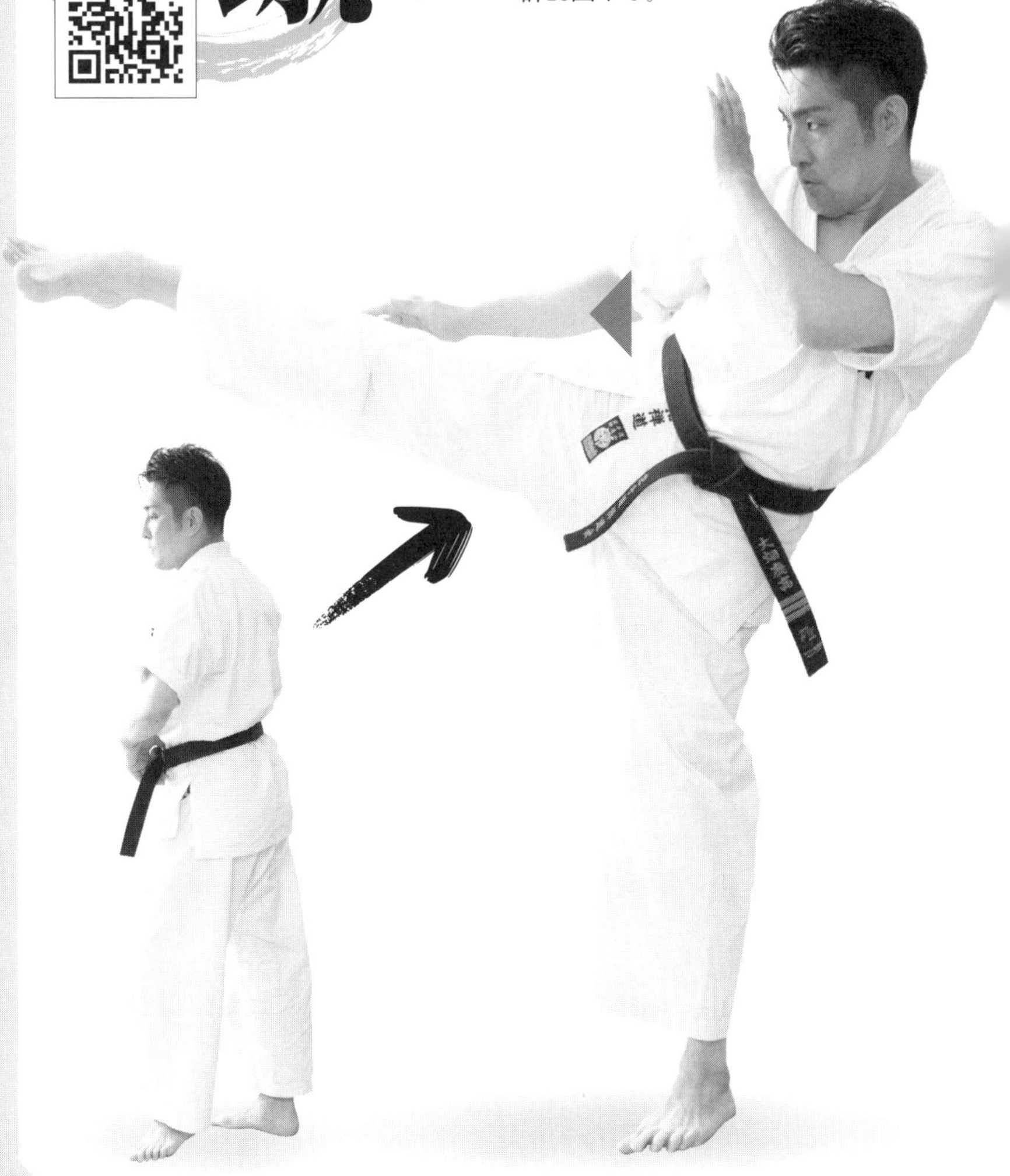

膝蹴り

1カウント
×5回

［1］

構えの状態から、相手の首を抱えて引きつけた状態で、膝の外側の骨の部分を相手の顔面・みぞおち・太腿のどれかに吸い付くように打つイメージで蹴る。左右連続でやった場合は、左右で合計10回やる。

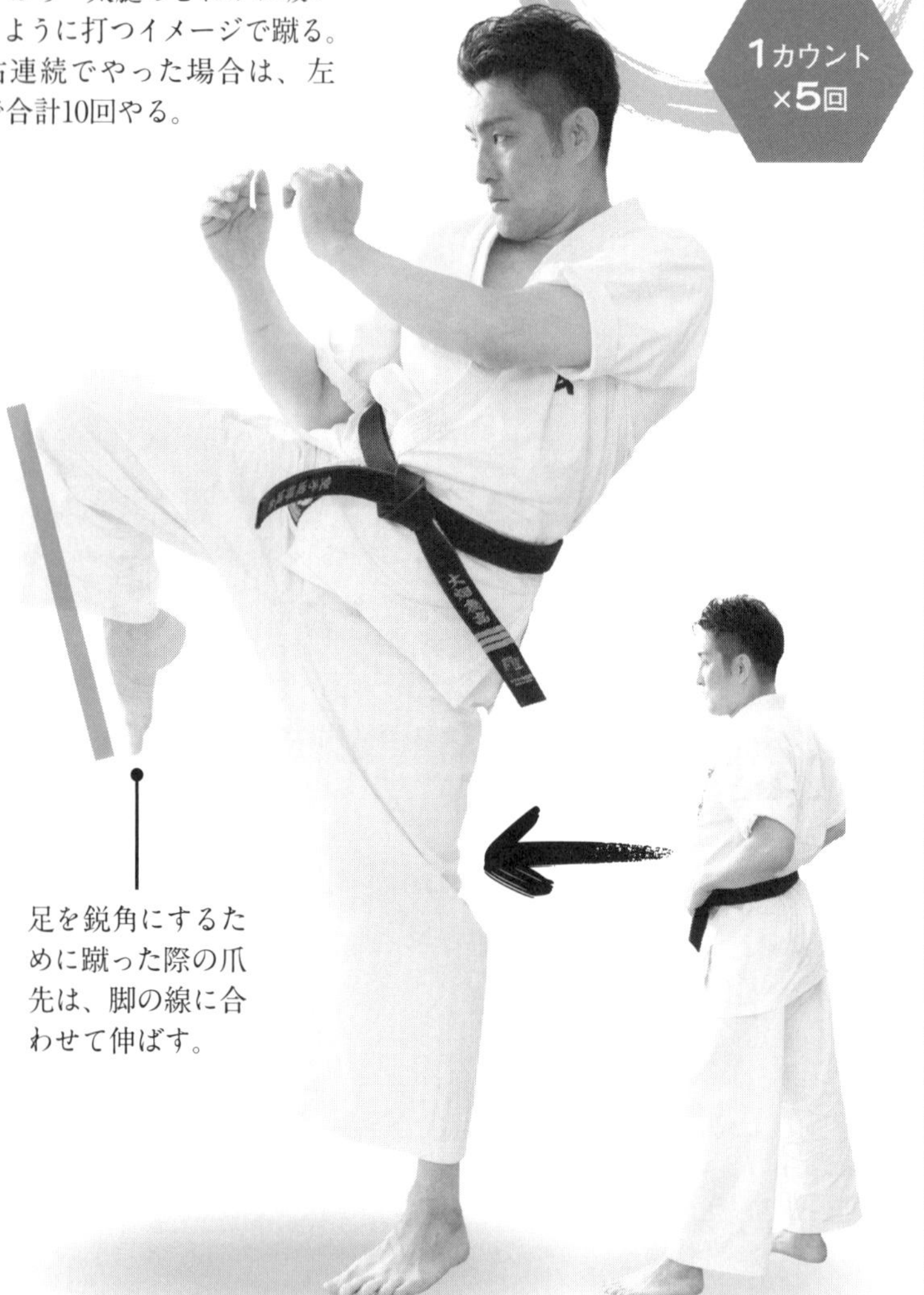

足を鋭角にするために蹴った際の爪先は、脚の線に合わせて伸ばす。

横蹴り

1カウント
×5回

1

構えの状態から腰を入れて、前蹴りと同じ要領で、「外踏まず＝足の側部」を相手のみぞおちに打ち込むイメージで蹴る。左右連続でやった場合は、左右で合計10回やる。

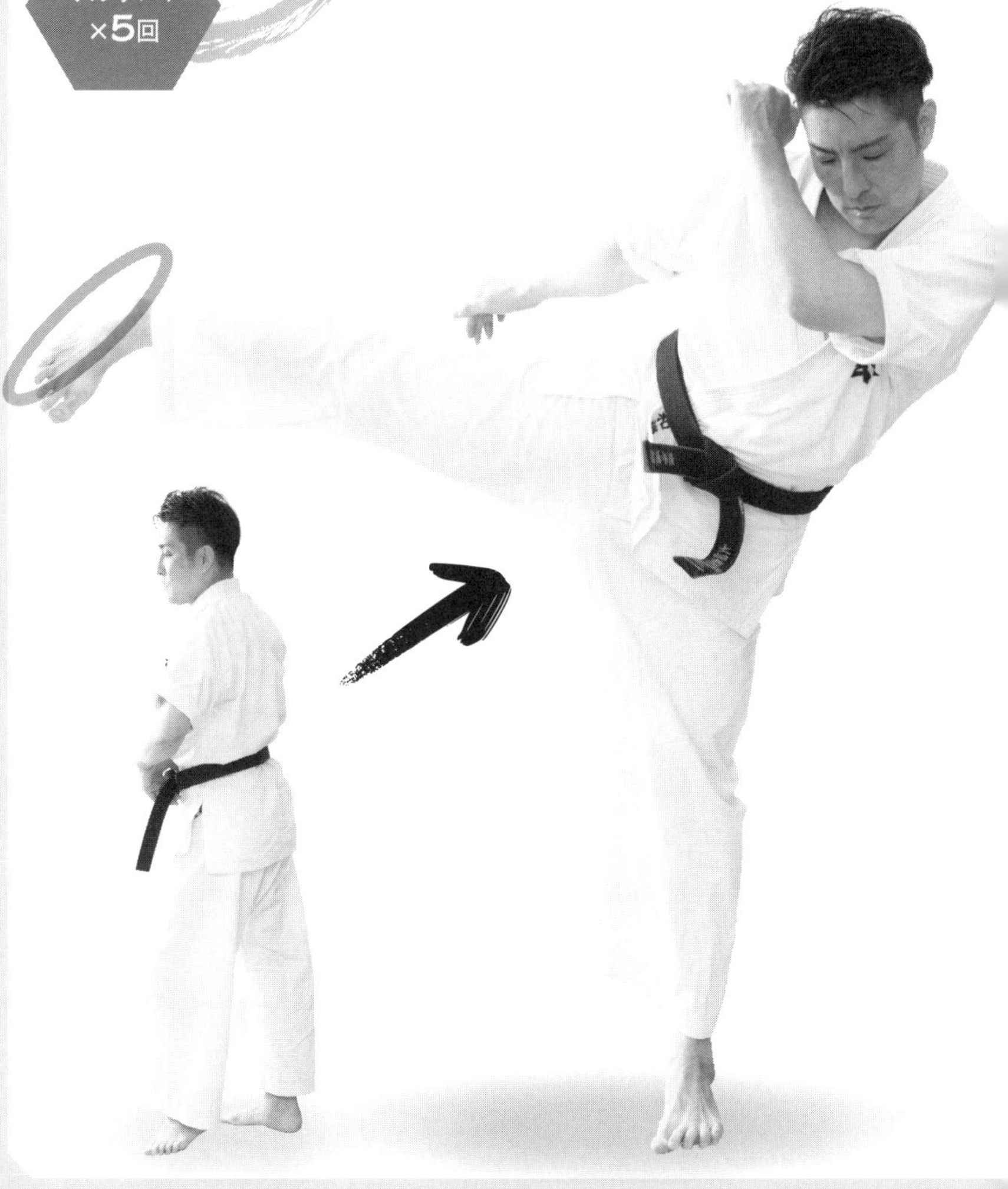

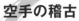

空手の稽古

回し蹴り

1カウント
×5回

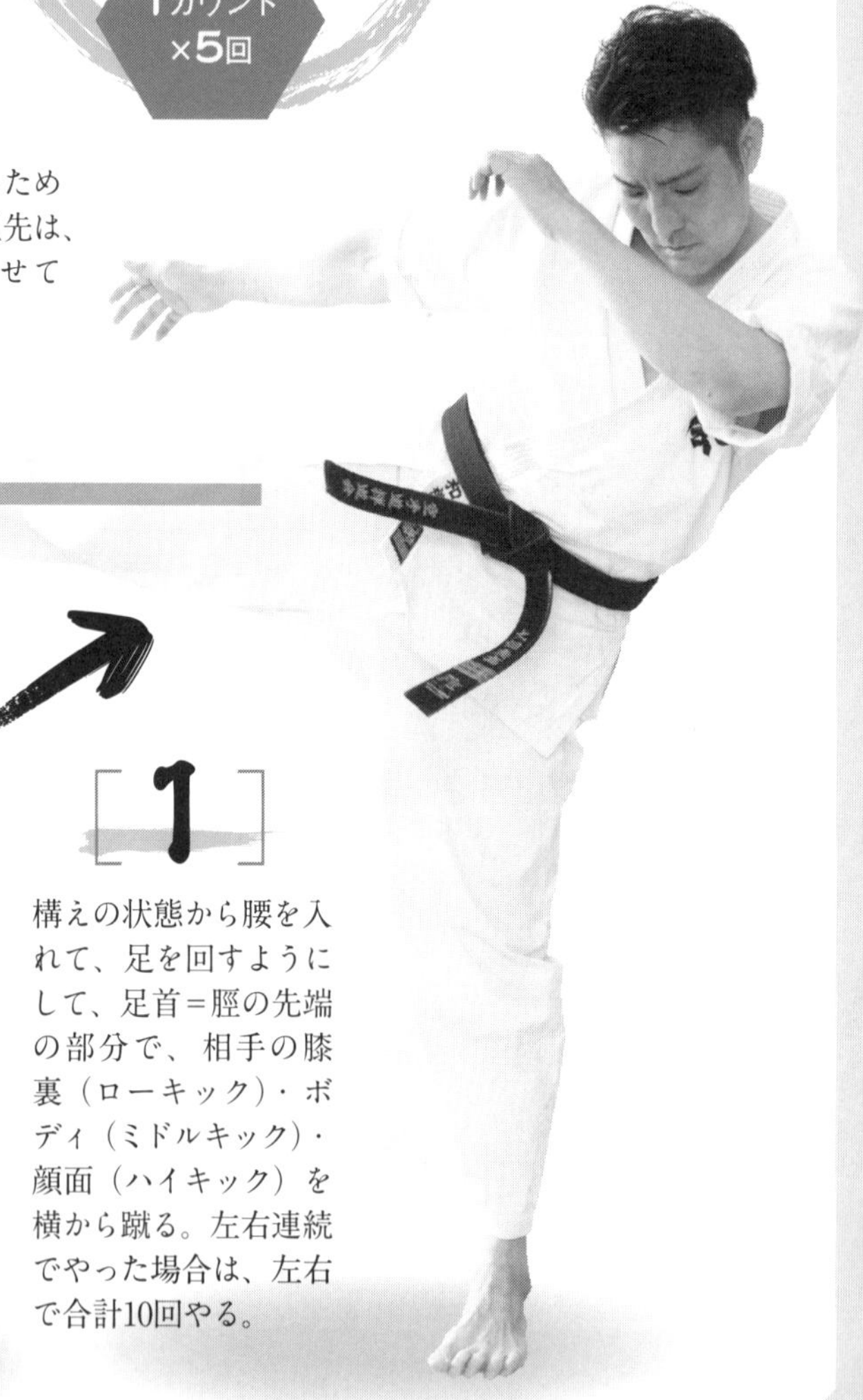

足を鋭角にするために蹴った際の爪先は、脚の線に合わせて伸ばす。

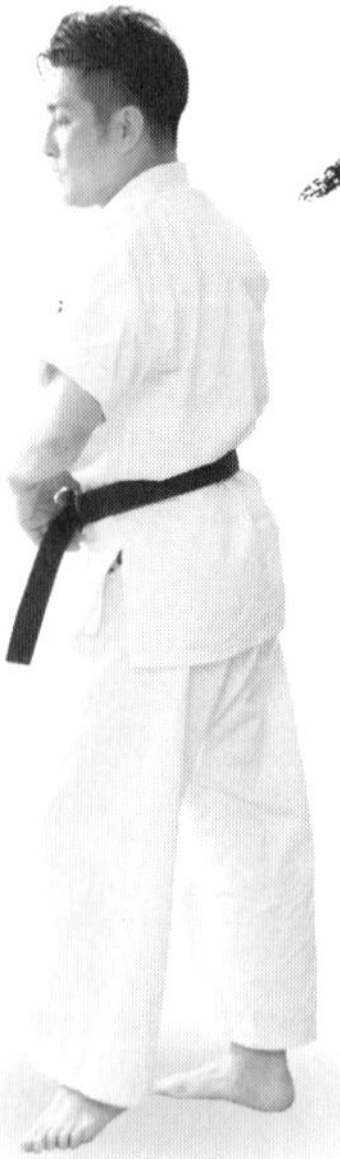

1

構えの状態から腰を入れて、足を回すようにして、足首＝脛の先端の部分で、相手の膝裏（ローキック）・ボディ（ミドルキック）・顔面（ハイキック）を横から蹴る。左右連続でやった場合は、左右で合計10回やる。

後ろ蹴り

1カウント
×5回

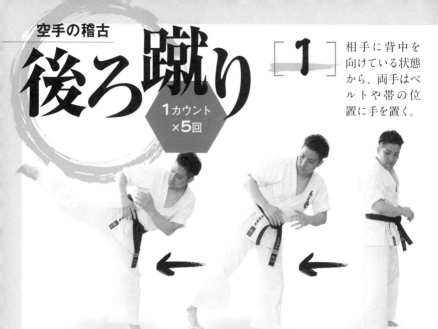

[1]

相手に背中を向けている状態から、両手はベルトや帯の位置に手を置く。

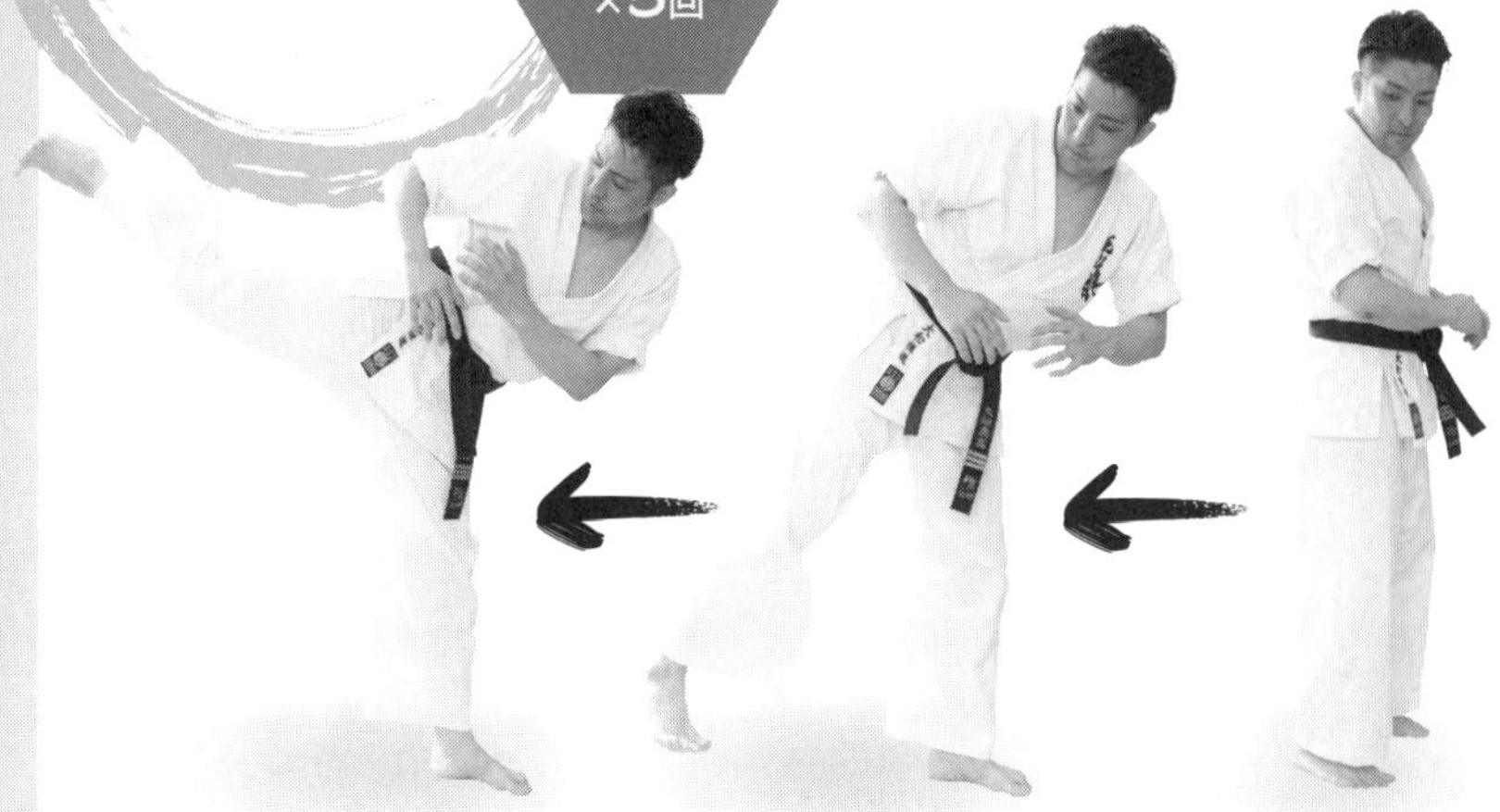

[2]

その構えの状態から、相手の虚を突くイメージで顔面やみぞおちに向かって、足を後ろに跳ね上げるようにして蹴る。左右連続でやった場合は、左右で合計10回やる。

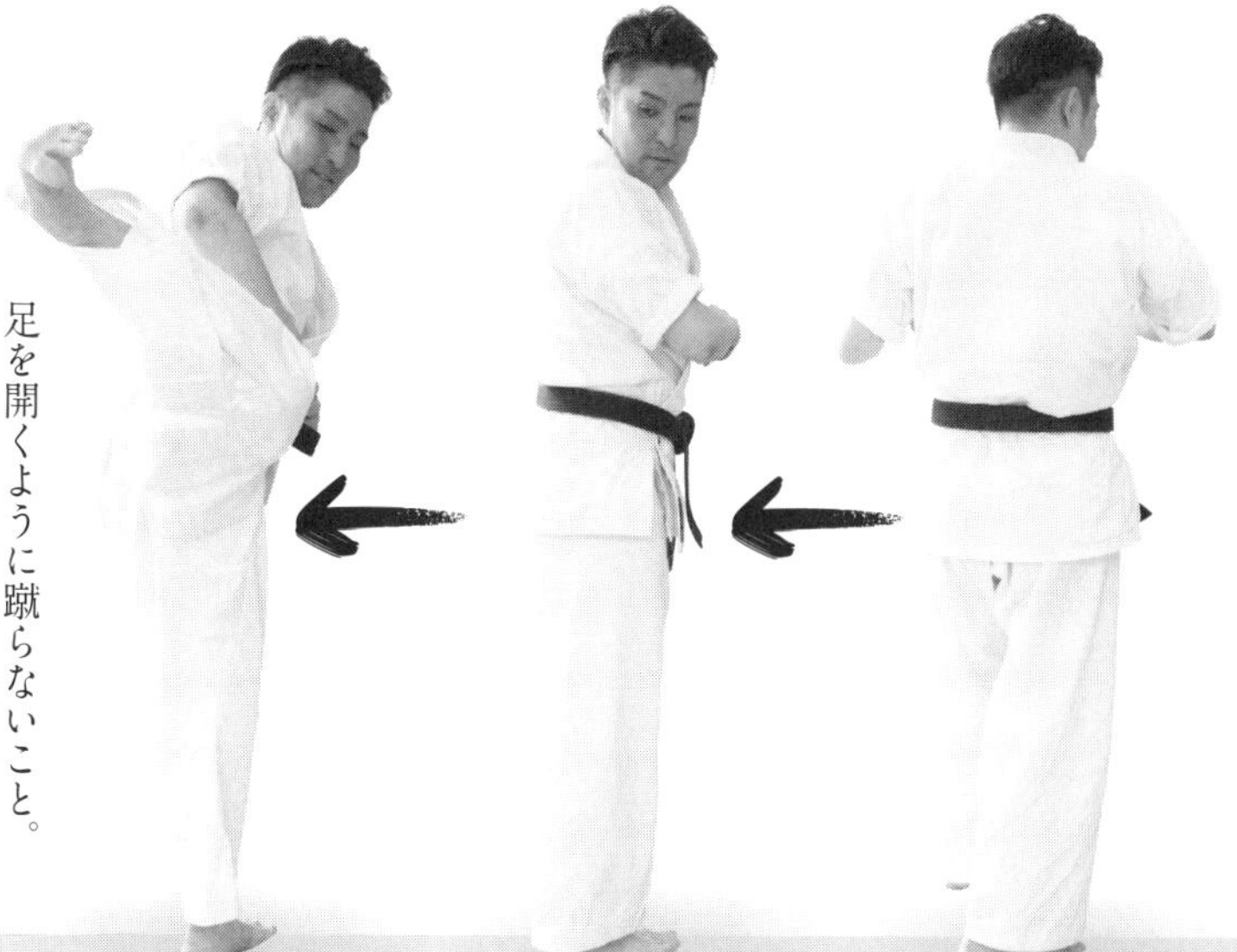

足を開くように蹴らないこと。
膝を締めるように蹴る。

空手稽古のコツ

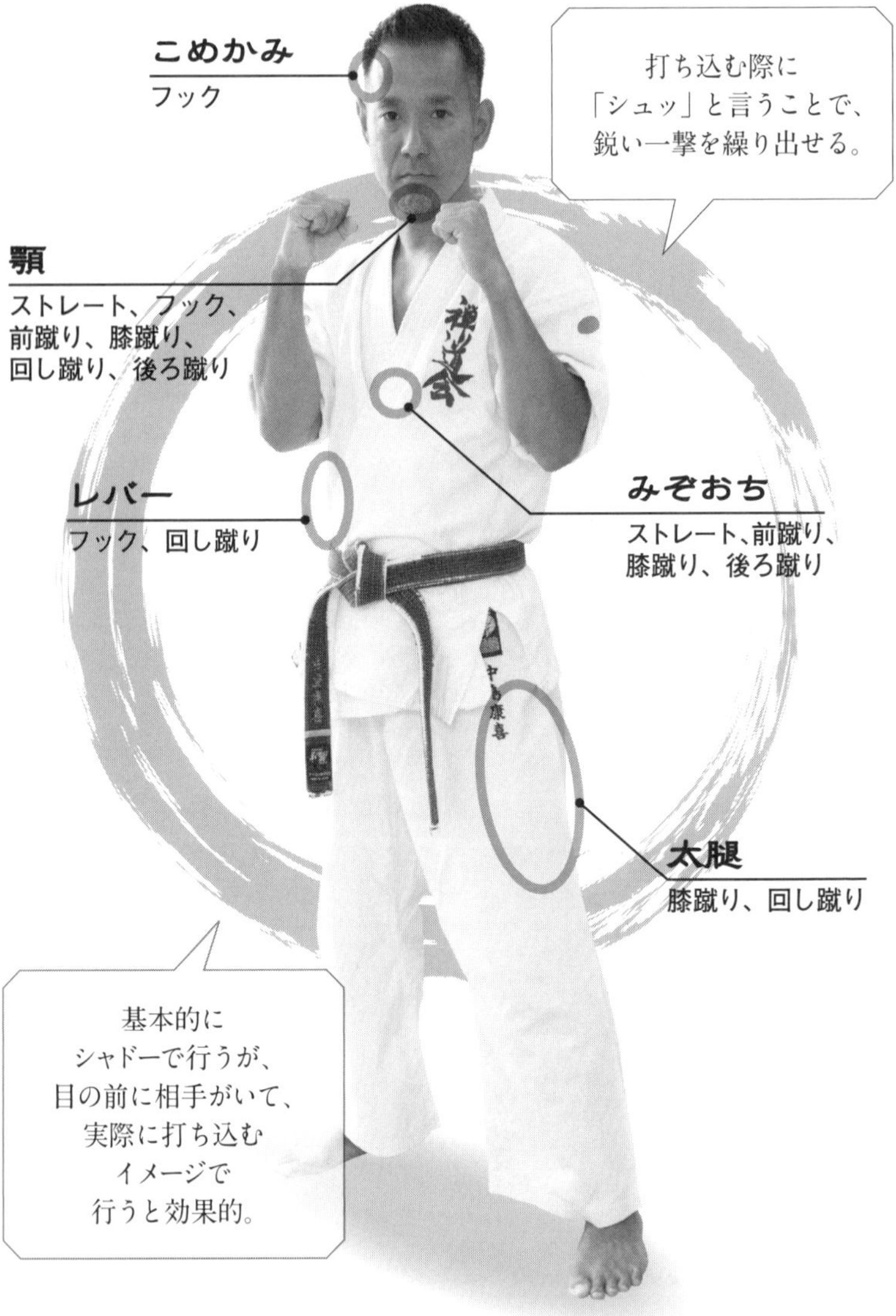

こめかみ
フック
打ち込む際に
「シュッ」と言うことで、
鋭い一撃を繰り出せる。
顎
ストレート、フック、
前蹴り、膝蹴り、
回し蹴り、後ろ蹴り
レバー
フック、回し蹴り
みぞおち
ストレート、前蹴り、
膝蹴り、後ろ蹴り
太腿
膝蹴り、回し蹴り
基本的に
シャドーで行うが、
目の前に相手がいて、
実際に打ち込む
イメージで
行うと効果的。

筋トレ

腹筋

筋トレ

1セット
30～50回

1

足を肩幅に開き、仰向けに寝転ぶ。その際、頭は床につけない。

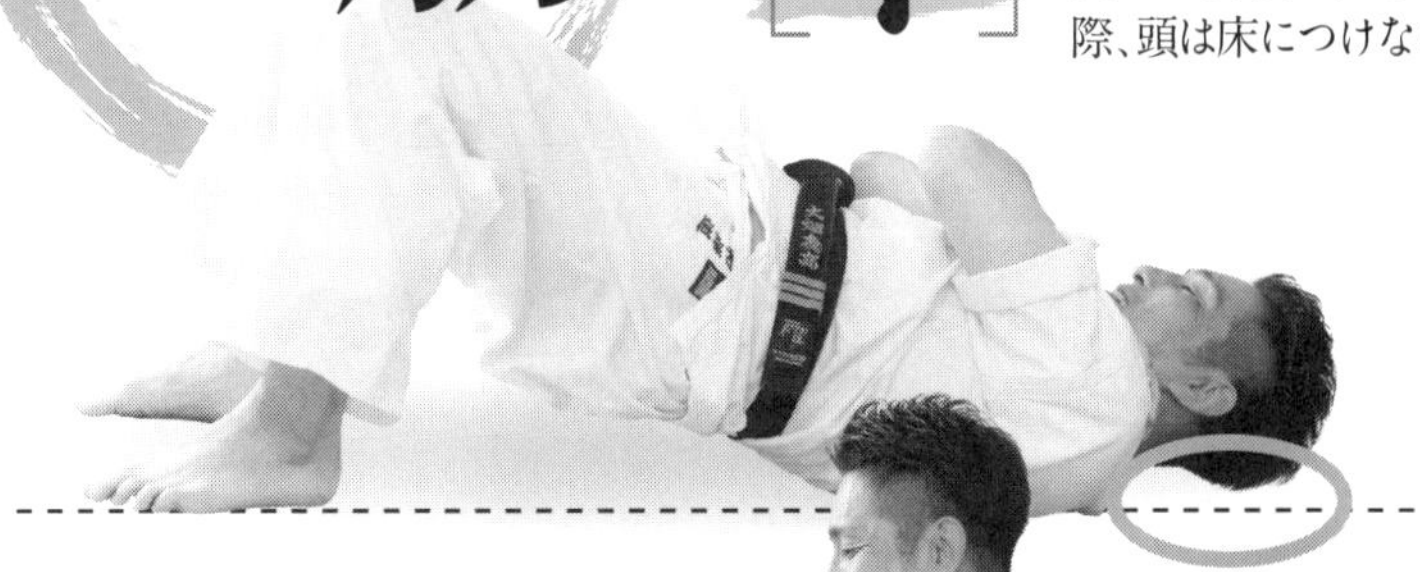

2

両腕を胸の前で交差させ、手は肩の辺りを持つ。

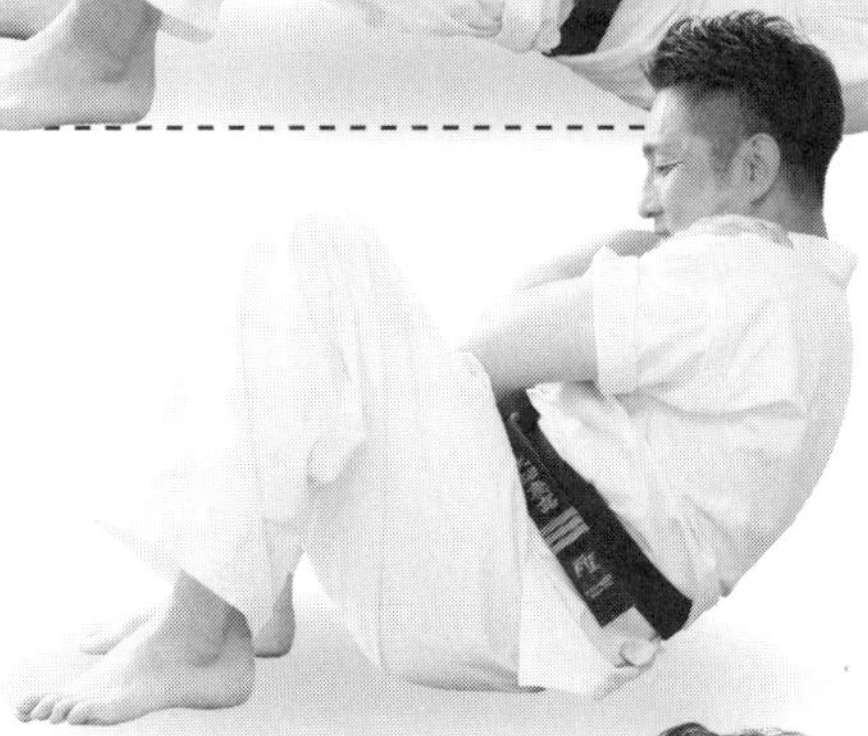

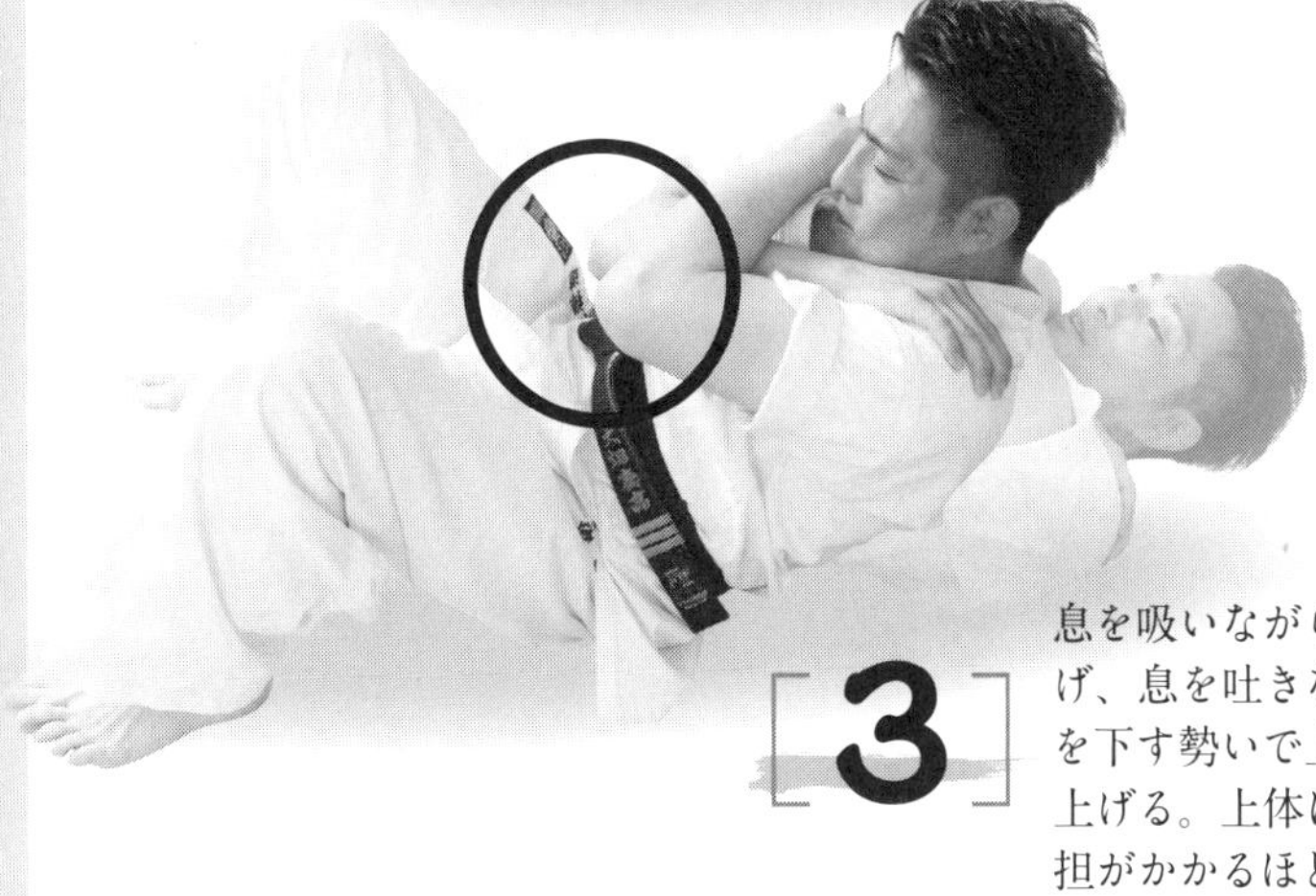

3

息を吸いながらお尻を上げ、息を吐きながらお尻を下す勢いで上体を持ち上げる。上体は、少し負担がかかるほど起こす。

筋トレ

背筋

[1] 足を肩幅に開き、うつ伏せに寝転ぶ。その際、顎を引いて床につけない。

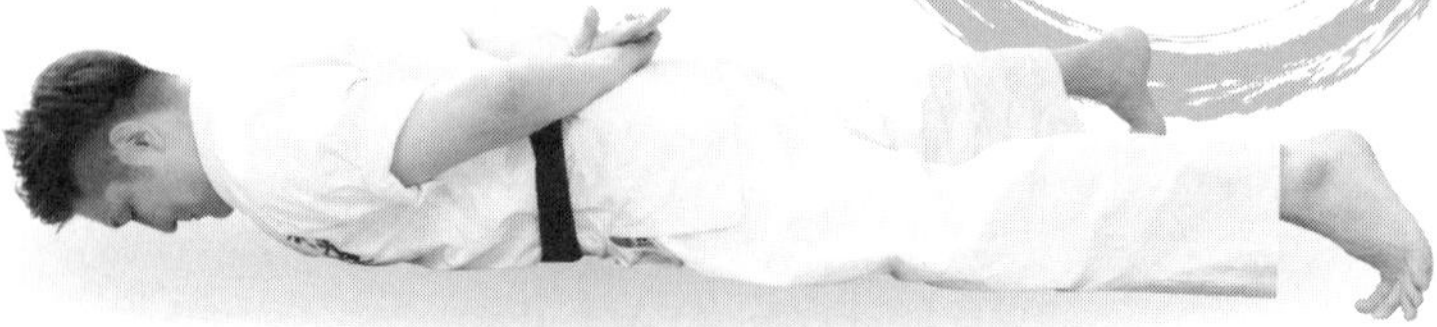

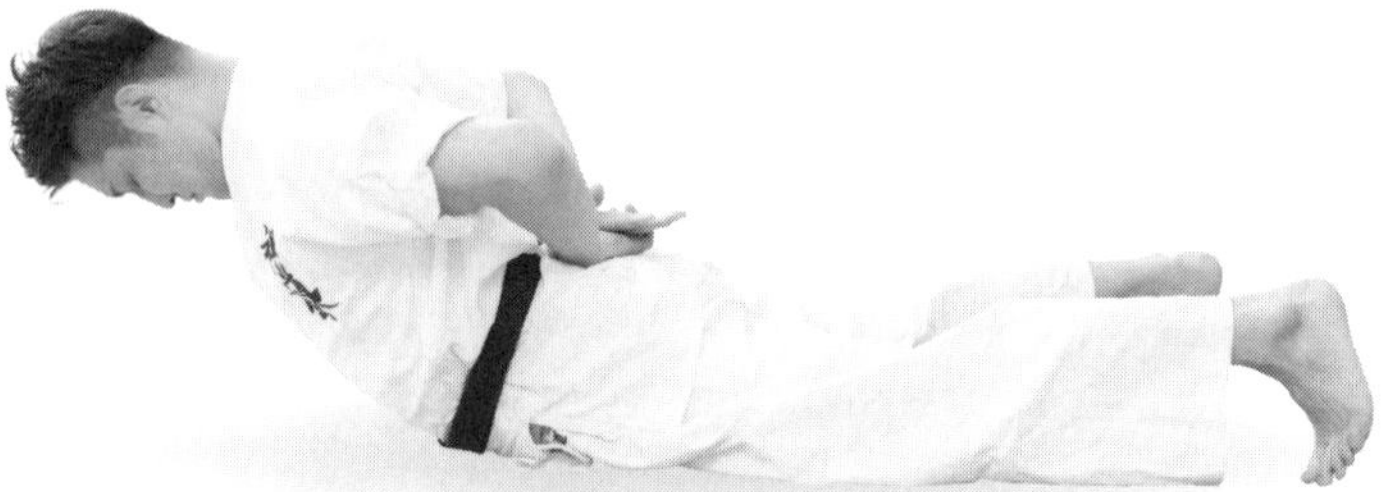

[2] 爪先を立てて踏ん張り、両手を後ろに腰の辺りで組む。２人１組でできる場合は足を持って固定してもらってください。息を吐きながら上体を持ち上げる。顎を引きつける（顔が床を向いたままにする）よう体を上げてください。

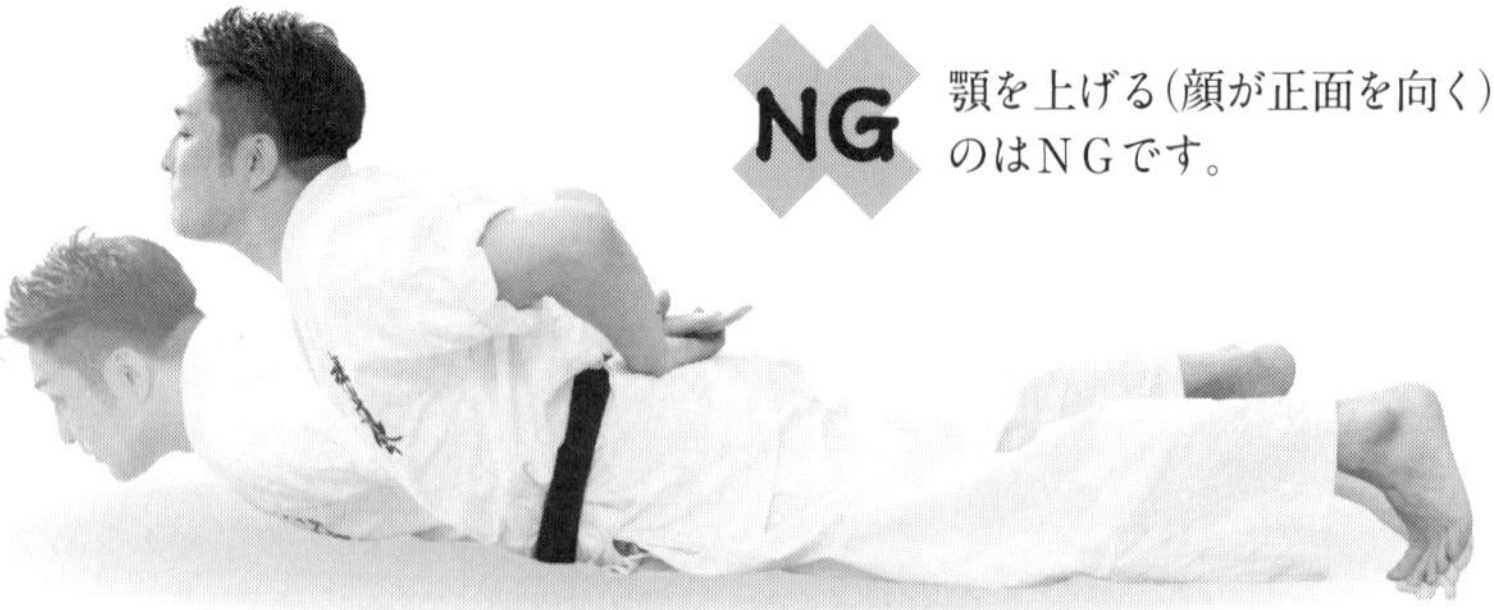

NG 顎を上げる（顔が正面を向く）のはＮＧです。

筋トレ

腕立て伏せ

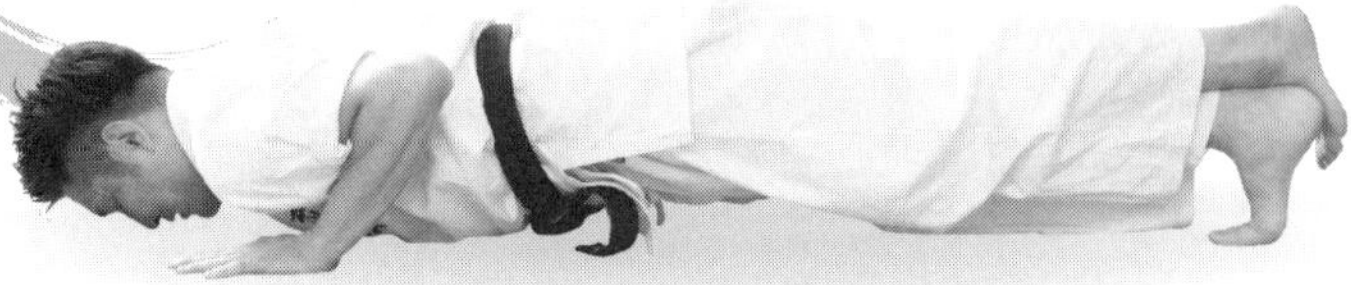

1

うつ伏せに寝転ぶ。その際、腋を締めて腕を折り曲げ、手は胸の位置に置く。右足を立て、右足のアキレス腱の上に左足（足首）を置く。

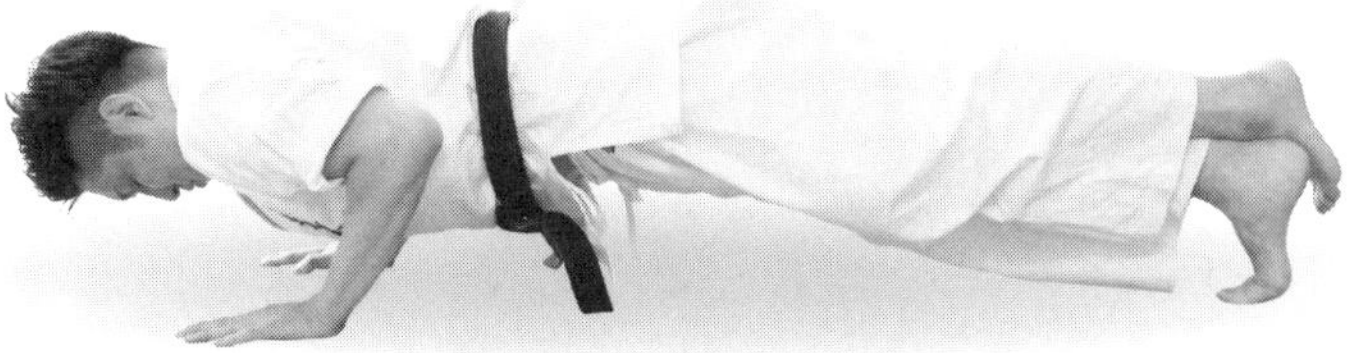

2

その状態から床と平行になるように体を腕で押し上げる。息を吐き、顎を引きながら、体全体を持ち上げる。

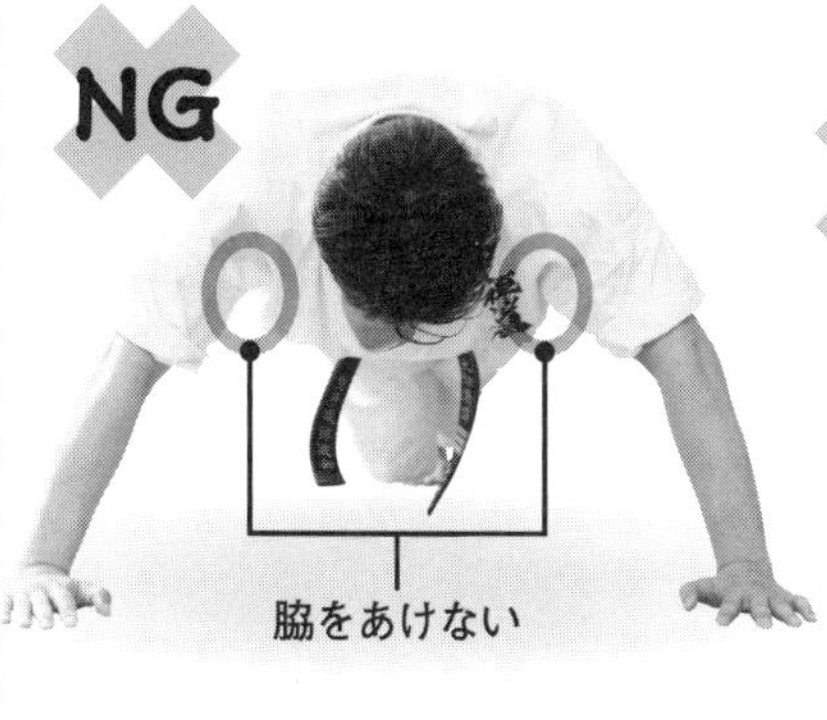

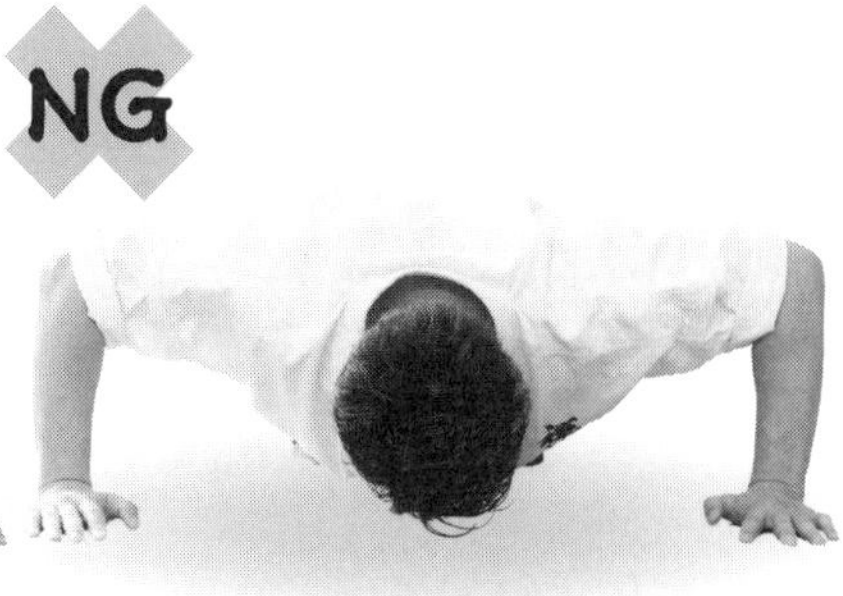

トレーニング4 初級編 3〜5分 上級編 10分

禅瞑想

最高の脳の状態を作る

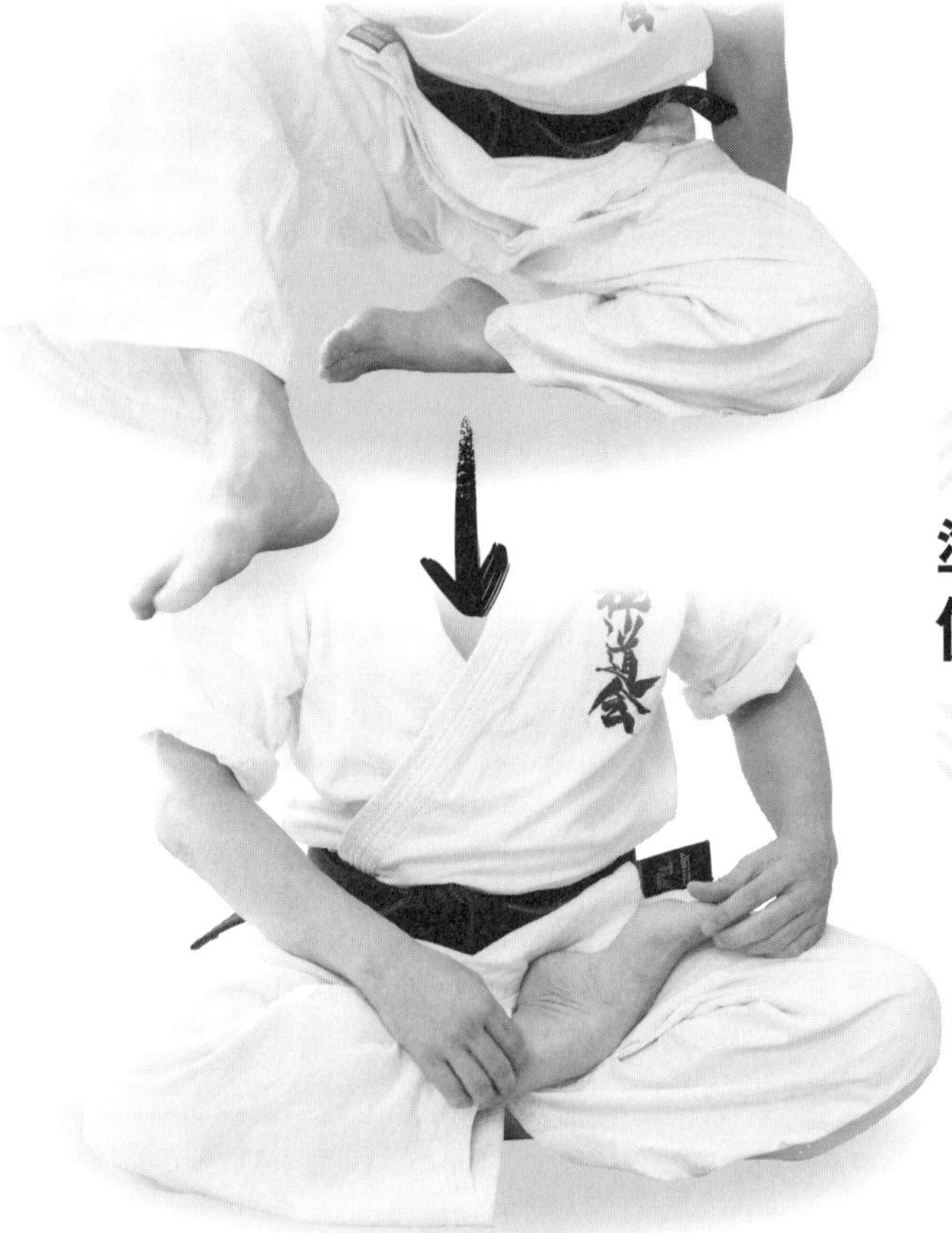

準備

［1］左足のかかとを会陰《えいん》の位置につける。
右足は左太腿に置いて座禅を組む。
足が曲がらない場合は床に置いて構いません。

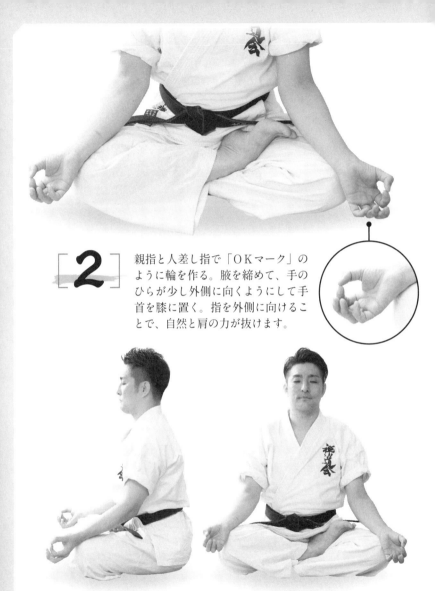

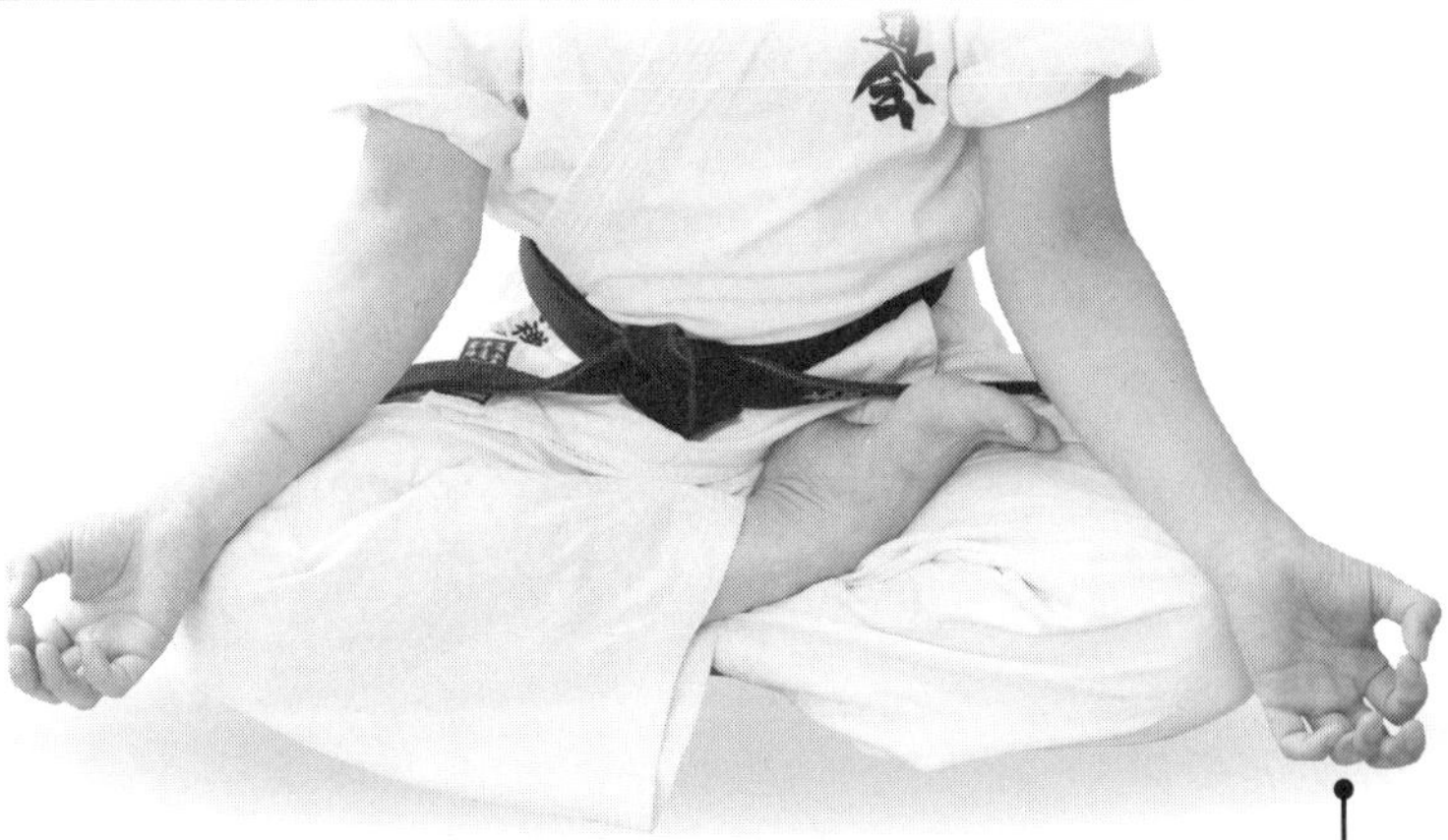

2

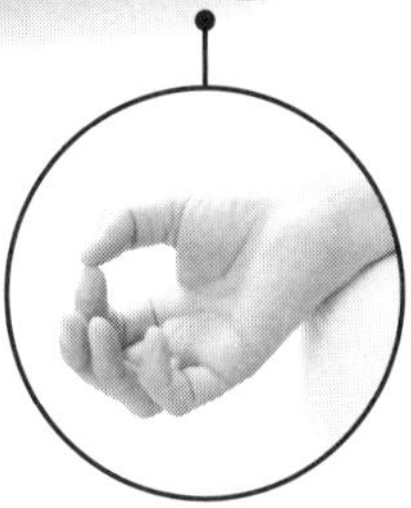

親指と人差し指で「ＯＫマーク」のように輪を作る。腋を締めて、手のひらが少し外側に向くようにして手首を膝に置く。指を外側に向けることで、自然と肩の力が抜けます。

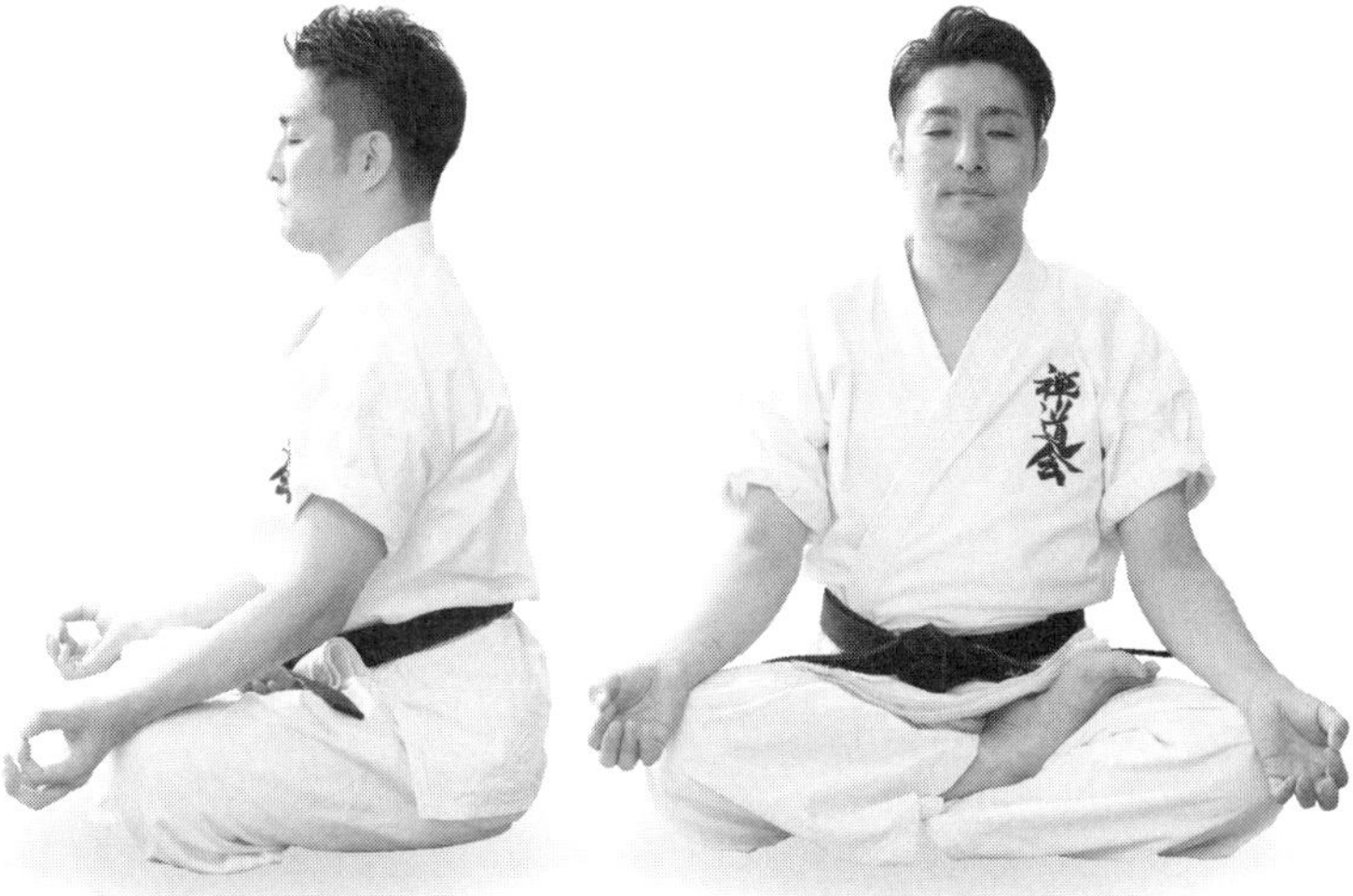

3

頭頂部から紐が出ていて、それが上に引っ張られているようなイメージで背筋を伸ばす
(鏡餅のように、体の上に頭を乗せるイメージ)。

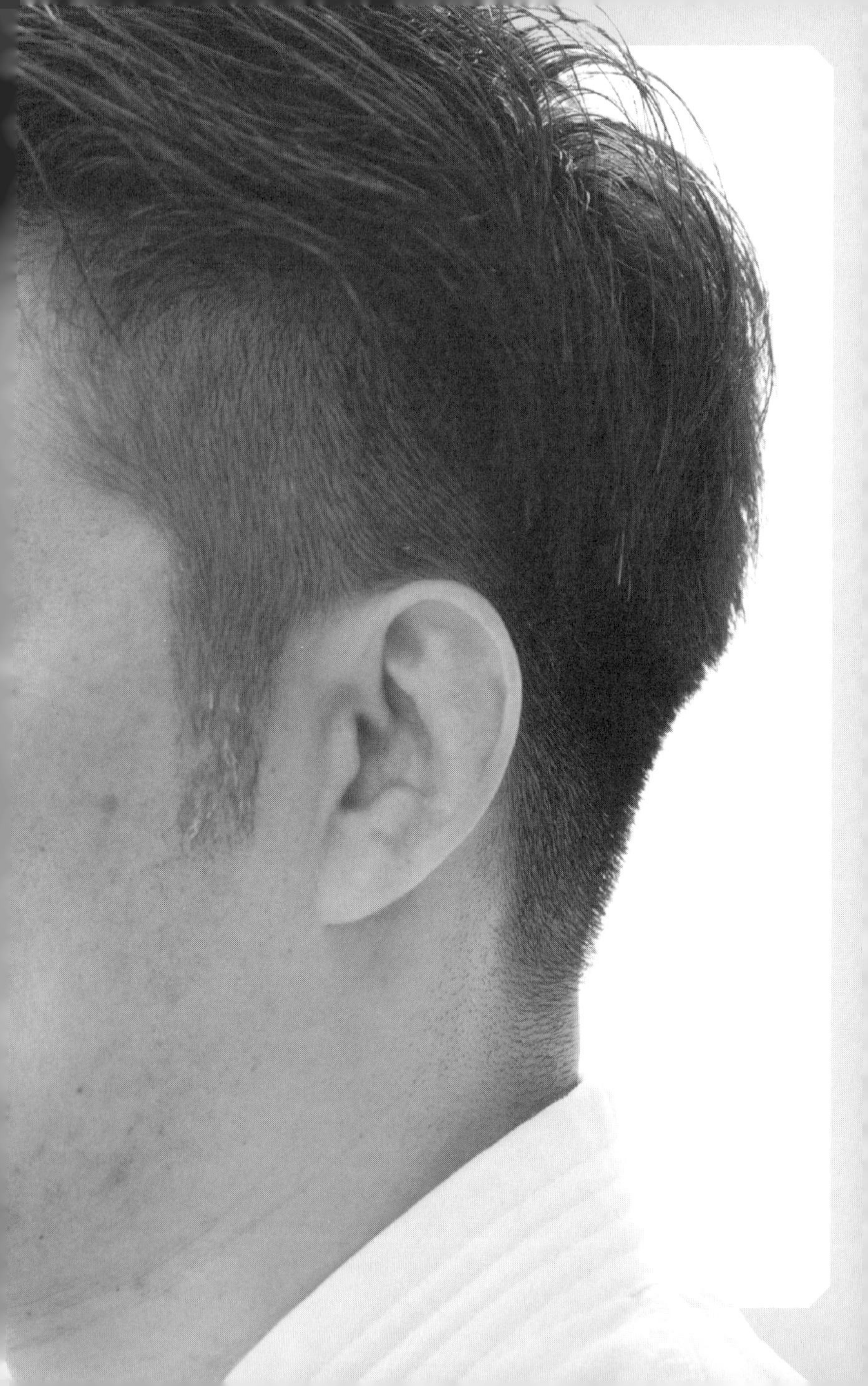

手順

1 意識を眉間＝第6チャクラに集中させる。

2 一定のリズムをキープした状態で、吸気（鼻で吸う）→呼気（口で吐く）で瞑想を行う。最初は、次の秒数を目安に頭の中で数えてください。慣れてくると数えなくても感覚でわかるようになります。

朝 吸気5秒、呼気5秒の「1：1」のリズムで行う。自律神経（交感神経）が有利になり、心と体の調子が整います。

夜 吸気4秒、呼気8秒の「1：2」のリズムで行う。自律神経（副交感神経）が有利になり、リラックスできたり、眠気がやってきます。

ポイント

▶瞑想中、頭の中にはいろいろなイメージが起こります。「昨日は失敗してしまった」「今日はこれをしなきゃいけないな」など、さまざまなことが浮かびます。ですが、それを評価してはいけません。大切なのは「今に集中すること」なので、浮かんできたイメージは解決しようとせず、受け流してください。これは「考えるな」ということではありません。ありのままを、ただありのままに浮かんでは消えていくようにしましょう。

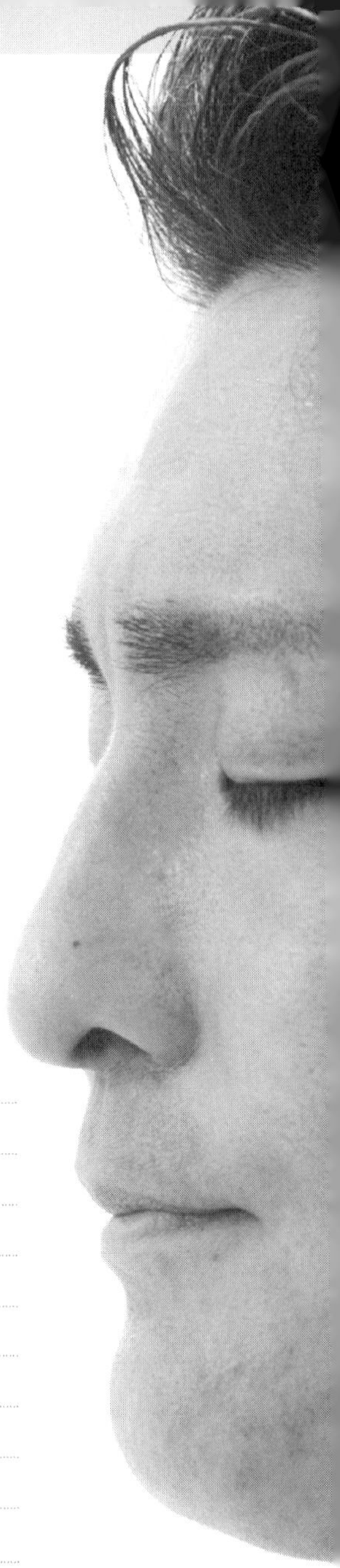

おわりに

あなたの「最強の拳」は何ですか？

最後まで読んでくださり、ありがとうございました。

この本は、自分のこれまでの人生の総まとめとして、そして、次の一歩を踏み出すための足がかりのつもりで、読者の皆さんに最強メンタルを手に入れる方法をお伝えし、より幸せな人生を歩んでもらいたくて執筆しました。

あとは「やるか、やらないか」です。

第5章の「4つの実践トレーニング」を、自分に足りないところを補完するためにカスタマイズするも良し、毎日すべてのメニューをこなすのも良しです。

たとえば、月曜は火の呼吸だけ、火曜は火の呼吸と無双拝だけ、水曜はストレッチと禅瞑想もそこに入れる、土曜は休みだから全部やる（そして、日曜は休む）……という形でも構いません。

ほかにも、初級編として「火の呼吸2分、無双拝2分、ストレッチ3分、禅瞑想3分」の10分メニューから始めてみるのもいいでしょう。その時間を取るために朝の10分間をチェンジしてみたり、目覚ましアラームを10分前倒しにするのもいいかもしれません。

慣れてきたら「火の呼吸5分、無双拝3分、ストレッチ10分・稽古10分、筋トレ10分、禅瞑想10分」の50〜60分メニューにしてもいいでしょう。

やらないより、1つでもやるほうが確実に超回復力は身につきます。

少し私の話をすると、2020年1月からの新型コロナショックと、それに伴う緊急事態宣言による自粛でワールドジャパンは4〜5月の売上がほぼ0の状態にまで落ち込みました。会社として月8000万円近い売上がほぼ0になったのですから、こちらはこちらで〝緊急事態〟に違いありませんでした。

ただその中でも、私は経営者として資金集めに奔走し、借りられるお金は借りて、かける経費は最小にして、もしも売上が今後1年間なかったとしても会社が生き残れるように対処しました。

さらに、会社の収益部門のシフトチェンジも行い、新たな商品を開発してクラウドファンディングを活用して販売したり、事業計画として4本の柱を新たに打ち立てたりと、2020年の上半期は新たな壁と、それを乗り越えるための取り組みに奔走した期間でした（本書の執筆もその1つです）。

新たな危機がやってきてもそのような行動を取れたのは、ひとえに私に超回復力が身についていて、そのスイッチをオンにできていたからです。

目的・目標については何度もお伝えしてきましたし、トレーニングも毎日欠かさず継続していました。そのおかげもあって、私は仲間に助けられながら一緒に危機を乗り越えることができたと思っています。

とはいえ、まだまだ予断を許さない日本経済です。何があるかはわかりません。

私は私で荒波の中で自分のビジネスを発展させ、西田文郎先生の「どうせ会社をやるなら100億円の企業を作るか、資産30億円を作れ。そうしたら一人前」という教えを実現するためにチャレンジを続けています。

私は極端な人間です。性格も、気が長いか短いかで言えば〝超・短気〟な男です。そんな人間ですから、死生観に関してもこれまた極端だと思っています。

私にとって死生観とは「武士道」であり、「いかに死ぬか」であり、それは同時に「いかに生きるか」ということでもあります。

こんな人生を歩んできましたから、はっきり言うと死ぬことは怖くありません。過去に臨死体験をしたこともあって、死が恐ろしいものではなく「気持ちのいいもの＝快感を伴うもの」だということを知っているのです。

人間は、いつか必ず死にます。「死」だけが、どんな偉人にも凡人にも等しく与えられている平等な権利であり、義務です。

だからこそ、私たち人間の「生きる」ということには価値があるのだと思います。どのように死ぬかによって、どのように生きるかが決まり、どのように生きるかによって人生の目的や目標が決まるのだと思います。

そして、目的や目標に向かって毎日を満足して生きていれば、人間は幸福になれます。成功も失敗も等しく成長の糧になるので、反省はしても後悔をすることなく生きていくことができます。

今というこの瞬間を幸福感に包まれて生きていれば、未来に待っているものもまた幸せな人生です。だからこそ、超回復力を身につけて、最強メンタルを手に入れて、幸せな人生のスタートを今日から始めてもらいたいのです。

できるところから、まずは毎日の「火の呼吸」からで構いませんので、アクションをしてみてください。その瞬間から、あなたのメンタルに最強の火が灯されます。

あなたの人生の最終目標は何ですか?

今は答えられなくても、最強メンタルを手に入れたら、そのときは自分で自分に質問をしてみてください。

私の今のところの人生の最終目標は「周囲の人に悪口を言われず、笑って見送られること」です。そのために生に執着をせず、自分軸で生きて、他人と接して生きています。

私の大好きな漫画の『北斗の拳』に、最強の拳として「無想転生」が出てきます。

無想転生＝愛と深い悲しみ。私はこれを「愛＝感謝」と「深い悲しみ＝死生観（死）」と解釈しています。これを経験しないと無想転生は使えません。

つまり、私にとっては感謝と死生観があるからこそ最強の拳を振るい続けられるのだ、という考え方です。それを自分のためではなく、家族や従業員やお客様のために振るうのが、今の私の人生です。

では、あなたは？　あなたにとっての「最強の拳」は何ですか？

人生の最終目標とともに、これもいつか、見つけてもらいたいと思います。

最後に、元陸上自衛隊第13普通科連隊松本山岳レンジャー訓練隊教官の安藤義雄二尉、空手道禅道会の小沢隆首席師範、そして株式会社サンリ会長の西田文郎先生にお礼を申し上げます。師匠との良縁が今の私を形作っていると言っても過言ではありません。

いつもありがとうございます。

大畑慶高

伝説の元レンジャーが教える
最強メンタルの鍛え方

2020年11月26日　第1刷発行

著者	大畑慶高
編集人	佐藤直樹
デザイン	華本達哉、早田奈央（aozora.tv）
撮影	吉村 永
編集協力	廣田祥吾（Meeting Minutes）
撮影協力	中島康喜
発行人	田中辰彦
発行所	株式会社 白夜書房 〒171-0033　東京都豊島区高田3-10-12 ［TEL］03-5292-7751 ［FAX］03-5292-7741 http://www.byakuya-shobo.co.jp
製版	株式会社 公栄社
印刷・製本	大日本印刷 株式会社